成人科学运动指导手册

主　编 / 徐勇灵　慕容嘉颖
副主编 / 邝汝标　周　同

华南理工大学出版社
SOUTH CHINA UNIVERSITY OF TECHNOLOGY PRESS
· 广州 ·

图书在版编目（CIP）数据

成人科学运动指导手册/徐勇灵，慕容嘉颖主编．—广州：华南理工大学出版社，2020. 3

ISBN 978-7-5623-6212-8

Ⅰ.①成… Ⅱ.①徐… ②慕… Ⅲ.①运动性疾病-损伤-防治-手册 Ⅳ.①R873-62

中国版本图书馆CIP数据核字（2020）第003558号

Chengren Kexue Yundong Zhidao Shouce

成人科学运动指导手册

徐勇灵　慕容嘉颖　主编

邝汝标　周　同　副主编

出 版 人： 卢家明

出版发行： 华南理工大学出版社

（广州五山华南理工大学17号楼，邮编510640）

http：//www.scutpress.com.cn　E-mail：scutc13@scut.edu.cn

营销部电话：020-87113487　87111048（传真）

策划编辑： 吴兆强

责任编辑： 吴兆强

印 刷 者： 虎彩印艺股份有限公司

开　　本： 787mm×960mm　1/16　**印张：** 7.75　**字数：** 127千

版　　次： 2020年3月第1版　2020年3月第1次印刷

定　　价： 30.00元

编 委 会

主　编：徐勇灵　慕容嘉颖

副主编：邝汝标　周　同

编　委：陈伟民　任满河　严　文　李梓骞

温子豪　罗　飞　简紫欣

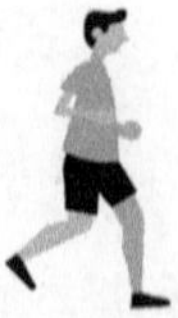

序言

Preface

人民健康是民族昌盛和国家富强的重要标志，习近平总书记“没有全民健康，就没有全面小康”的重要论述，引起了全社会的强烈共鸣。党的十九大做出了实施健康中国战略的重大决策部署，强调坚持“预防为主、倡导健康”文明生活方式，预防控制重大疾病。不久前国务院印发了《关于实施健康中国行动的意见》，从国家层面对疾病预防和健康促进提出了具体的行动方案。

让我们先来看一组数据：全国现有高血压患者2.7亿人，脑卒中患者1300万人，冠心病患者1100万人，糖尿病患者超过9700万人，慢阻肺患者近1亿人，每年新发癌症病例约380万人，总体癌症发病率平均每年上升3.9%左右。慢性非传染性疾病导致的死亡人数占总死亡人数的88%，导致的疾病负担占疾病总负担的70%以上。这些数据表明，虽然我国人民健康水平持续提高，居民主要健康指标总体已优于中高收入国家平均水平，但是依然面临着很多挑战。

很多疾病的发生，与人们的健康意识和生活方式有着密切的关系。在我国，人们的健康知识知晓率偏低，吸烟、酗酒、缺乏锻炼、不合理膳食等不健康生活方式比较普遍。

为积极有效地应对当前突出的健康问题，《健康中国行动（2019—2030年）》聚焦当前和今后一段时期内影响人民健康的重大疾病和突出问题，实施疾病预防和健康促进的中长期行动，健全全社会落实预防为主的制度体系，持之以恒加以推进，努力使群众不生病、少生病，提高生活质量。指导思想和基本原则中最突出的一点，就是提出了卫生健康工作理念，服务方式由以“治病为中心”向以“健康为中心”转变。

在全民健身热潮下的中国，体育设施越来越容易获得，各种健身场所如雨后春笋般出现。然而，作为一线从事体育医学研究和体能训练指导人员，却隐隐担忧。随着健身热潮的涌现，运动损伤案例也越来越多。很多人渴望科学健康的运动方式，殊不知，不科学的运动却最终导致各种急慢性运动损伤，比如马拉松跑出了膝关节半月板损伤。心痛之余，更坚定了出版此书的决心。

科学健身包含很多专业常识。比如，运动前热身，运动后整理和放松；另外，运动强度不是越大越好；急性损伤不处理并不会自己痊愈，很多时候处理不当会落下病根，变成慢性病；团操课并不适合所有人，如果在不良体姿下，有可能导致损伤；看似一样的动作，发力和启动的部位不一样可能导致截然不同的运动效果。

因此，运动绝不是随便锻炼就能获得益处。根据美国运动医学会（ACSM）关于运动处方的理论，频率、强度、时间等都有科学的建议与限制。所以，发挥全民健身在健康促进、慢性病预防和康复等方面的作用上，必须做到科学运动和正确健身。

本书主要从科学运动的角度，介绍了运动与运动损伤的关系，并阐述了八种常见运动损伤的处理方法以及四类特殊人群运动处方建议，希望人们能通过此书初步了解科学健身的基本常识，在预防损伤和康复方面对大家有所裨益。由于编者水平有限，不足之处敬请谅解。

编　者

2019年8月11日于广州

目录

Contents

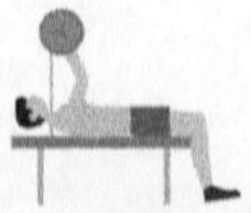

第一章

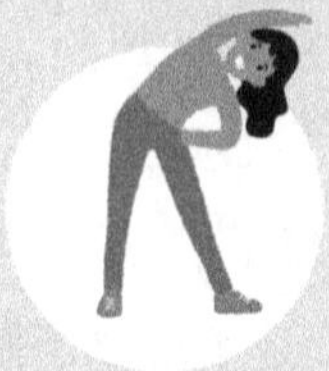

运动与运动处方

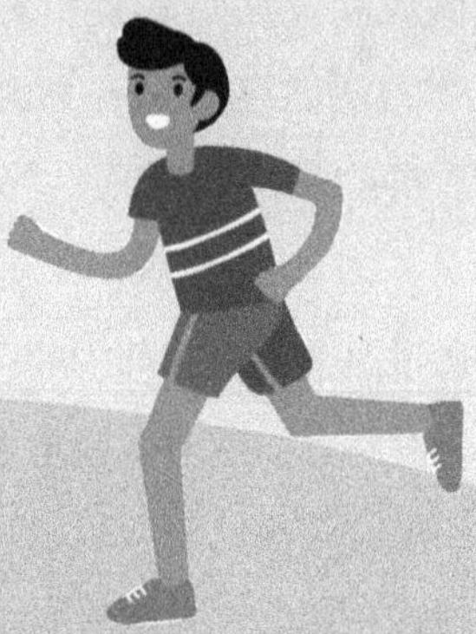

第一节 运动的益处

美国运动医学会（American College of Sport Medicine，ACSM）是被世界公认为在运动医学、体适能训练、运动损伤与康复、特殊人群训练、健康关爱等领域中的行业权威。ACSM传授的是最权威、最专业的运动科学知识，是健康运动乃至体育产业中运动科学的航向标。

ACSM认为，通过运动的方式能提高身体的代谢率，燃烧更多的脂肪能量，从而有效减少脂肪，保持肌肉的含量，降低慢性疾病的风险，通过有规律的运动可以改善糖尿病患者的胰岛素敏感性，改善冠心病患者的心血管健康，可健脑，改善记忆力。国外的研究表明，运动能够刺激激素的分泌，保持脑细胞的增长，对于预防老年痴呆也有一定的好处，还能提高睡眠质量。

随着运动医学在临床治疗过程中的大量引用，运动医学为防御和治疗疾病提供了更为科学有效的措施，为消化、神经、呼吸系统等出现的疾病提供了更好的防御和治疗方法，并且疗效显著。

规律体力活动与早期死亡、心血管疾病/冠心病、高血压、中风、骨质疏松、二型糖尿病、代谢综合征、肥胖、结肠癌、乳腺癌、抑郁、功能性健康、跌倒风险及认知功能负相关关系的证据越来越多。以上多种疾病及健康状况与体力活动存在强有力的量效关系。这些证据来源于实验室研究及大规模基于人群的观察性研究（见表1-1）。

表1-1 规律体力活动和运动的收益

心血管和呼吸功能的改善	通过改善中枢和周围的适应力而增加最大摄氧量
	通过特定的绝对次级量强度活动降低每分钟通气量
	通过特定的绝对次级量强度活动降低心肌耗氧量
	通过特定的绝对次级量强度活动降低心率和血压
	骨骼肌毛细血管密度增加
	运动时乳酸阈提高
	运动时出现疾病症状或体征的阈值提高（如心绞痛、缺血性ST段低压、跛行）

续表1-1

冠状动脉疾病危险因素减少		安静收缩压/舒张压降低
		血清高密度脂蛋白胆固醇水平增加和甘油三脂水平下降
		总体脂肪量减少，腹腔内脂肪减少
		胰岛素需要量减少，葡萄糖耐受量改善
		血小板黏附和凝集下降
		炎症水平下降
发病率和死亡率降低	一级预防	较高的体力活动和体适能水平可降低冠状动脉疾病的死亡率
		较高的体力活动或体适能水平可降低心血管疾病（cardiovascular disease，CVD）、冠状动脉疾病（coronary artery disease，CAD）、中风、2型糖尿病、骨折、结肠癌和乳腺癌及胆囊疾病的发生率
	二级预防	基于合并多项研究数据的分析，心肌梗死后的病人参与心脏康复性运动训练可降低心血管疾病和全因死亡率
		随机对照试验并不支持心肌梗死的病人心脏康复运动训练，可减少非致死性再梗死的发生
其他益处		提高肌力及肌耐力
		提升骨骼肌容量
		预防骨质疏松及肌肉量减少
		优化身体成分（如：适度降低体脂率）
		提高新陈代谢水平与基础代谢率
		减少焦虑和抑郁
		改善认知功能
		增强老年人的体质和独立生活的能力
		增加幸福感
		增加工作、娱乐和体力活动的能力
		减少老年人摔倒或因摔倒而受伤的风险
		预防或缓解老年人的功能性障碍
		增强许多老年人慢性疾病的疗效

第二节　运动前的健康筛查

运动是为了让自己的身体变得更加健康，而运动前的健康筛查是很多人仍未重视的必要步骤。运动前的健康筛查目的是为了确定个体的医学禁忌证。为避免运动伤害，运动前应该做好健康筛查。运动前的健康筛查由强制性（第一阶段）和选择性两部分组成（第二、第三阶段）。强制性部分包含一些通用性问题，以确定一个人是否具有重大或者无法控制的心血管、代谢和呼吸系统疾病的体征和症状，或者在运动中所潜在的风险因素。在选择性部分中，通过第二、第三阶段更加详细的筛查和测试，明确了制定合理的运动处方时应该注意的风险因子和生活习惯。通常在运动开始前或增加运动频率和强度时需要进行健康筛查，具体见附录PAR-Q问卷。

附录

PAR-Q问卷

体力活动准备问卷-PAR-Q （2002年修订）	PAR-Q和你 （适用于15～69岁的人的问卷）

规律的体育运动可以促进健康并令人愉悦，从而促使越来越多的人参加到运动中来。对于大多数人来说运动是很安全的，但是对有些人来说，在明显增加体力活动之前应该征求医生的意见。

如果你想比现在更勤于运动，请从回答下面方框中的7个问题开始。如果你的年龄是在15～69岁，PAR-Q会告诉你在开始运动前是否需要征求医生意见。如果你超过了69岁，而且你以前不怎么活动，请征求医生的意见。

回答问题时最好依据你的一般感觉，请仔细阅读并诚实回答每一个问题：选择是或否。

是	否	
□	□	1.医生是否告诉过你患有心脏病并且仅能参加医生推荐的体力活动?
□	□	2.当你进行体力活动时，是否感觉胸痛?
□	□	3.自上个月以来，你是否在没做体力活动时有胸痛?
□	□	4.你是否曾因为头晕跌倒或曾失去知觉?
□	□	5.你是否有因体力活动变化而加重的骨或关节问题（例如，臀部、膝关节或背部）?
□	□	6.近来医生是否因为你的血压或心脏问题给你开药（例如，水丸药物）?
□	□	7.你是否知道一些你不应进行体力活动的其他原因?

如果你回答

对一个或更多问题回答“是”

在你开始更多体力活动或接受体适能评估以前，请给医生打电话或面谈，告诉医生PAR-Q的事以及你对哪些问题回答了“是”。

· 你可能会做任何你想做的运动，但是要缓慢开始并循序渐进。否则，你只能做那些对你来说是安全的活动。

告诉医生你希望参与的活动，听从他/她的建议。

· 找出哪些是安全的并对你有帮助的社区运动计划。

对全部问题回答“否”

如果你对全部问题都诚实回答了“否”，那么你有理由确信你能；

· 开始做更多的运动，但是要缓慢开始并循序渐进，这是最安全、最容易的方法。

· 参加一次体适能评估，这是确定你的基础体适能的很好方法，并使你能够确定实现活跃生活方式的最佳途径。建议你主动测量血压，如果读数超过了144/94mmHg，那么你在开始比以前更勤于活动之前应该咨询医生。

延缓进行更多的运动

· 如果你由于暂时的疾病，例如感冒或发热而感觉不适时，请等待，直至感觉良好，或者

· 如果你是或可能怀孕了，你在开始积极运动之前请咨询医生。

请注意： 如果你的健康状态改变了，你对上述任何一个问题回答了“是”，请告知你的运动指导员，询问是否需要调整体力活动计划。

PAR-Q使用告知：加拿大运动生理协会society、健康加拿大（health Canada）和他们的代理人声明，对从事体力活动的人不负有责任，如果在完成问卷后又疑问，请在进行体力活动前咨询你的医师。

支持您影印PAR-Q，但不允许改动，只能使用完整形式。

注：如果在某人参加体力活动或进行体适能评估以前把PAR-Q给了他/她，此部分可能用于法律或管理目的。“我已经阅读、理解、并完成了这份问卷，对任何问题的答复都令我完全满意。”

姓名

签字 ______________________ 日期 ______________________

父母 ______________________ 证人 ______________________

或监护人（对未成年的运动参与者）______________________

注：这个调查的有效限期是从问卷完成之日开始到最多12个月之内，而且如果你的健康状况改变了，你对上述7个问题中的任何一个回答了“是”，这个调查就无效了。

AHA/ACSM 健康/体适能机构运动前筛查问卷*

通过标记所有正确的陈述来评价你的健康状态

病史

你曾经有过

——一次心脏病发作

——心脏手术

——心脏导管插入术

——冠状动脉形成术（PTCA）

——起搏器/可植入心脏的

——心脏除颤/心率失常

——心脏瓣膜疾病

——心力衰竭

* 修改自美国运动医学学会和美国心脏协会。ACSM/AHA 联合立场声明：健康 / 体适能机构心血管筛查，人员配置和紧急情况处理方案的建议，Med Sci Sports Exerc1998:1018.

——心脏移植
——先天性心脏病

症状 ——你做体力活动时有过胸部不适 ——你有过不知原因的呼吸停止 ——你有过头晕眼花、晕倒或眩晕 ——你服用治疗心脏病的药物 **其他健康问题** ——你有糖尿病 ——你有哮喘或其他肺部疾病 ——当短距离行走时，你的小腿有发烧或抽筋感 ——你有限制自己体力活动的肌肉骨骼问题 ——你关心运动的安全性 ——你服用处方药 ——你怀孕了	如果你也在这一部分中标记了任何一个陈述，那么在运动前向你的医生或其他健康管理者咨询。你可能需要在某个经过认证的医务人员监护下进行健身
心血管危险因素 ——你是45岁以上的男性 ——你是55岁以上的女性，做过子宫切除手术，或已经绝经 ——你吸烟，或是6个月内戒烟者 ——你的血压超过140/90mmHg ——你不知道自己的血压情况 ——你服用降压药物 ——你的血清胆固醇水平高于200mg/dl ——你不知道自己血胆固醇水平 ——你有一个近亲，他在55岁（父亲或兄弟）或65岁（妈妈或姐妹）前发作过一次心脏病或做过心脏手术 ——你不常运动（脚体力活动水平少于每周至少3次，每次30分钟） ——你超重20磅以上	如果你在这一部分中标记出了两个或更多的陈述，那么你应该在运动前向医生或其他健康管理者咨询。你可能从经过认证的运动专业人员*指导健身运动中获益
——上面所述的一个也没有	你应该能够安全地进行自我指导的运动，而不用向医生或其他健康管理者咨询，可以在几乎所有能满足你的运动计划需要的场所运动

* 经过认证的运动专业人员是指经过正确训练的人，他们接受过理论教育，有实践经验和临床知识、技能和能力，符合所规定的证书要求。

第三节　运动处方制定原则

运动处方的基本原则旨在为从事健康/体适能、公共卫生、临床运动、健康管理的专业人士提供指南，使他们能够为健康成年人制订可以促进体适能和健康的个性化运动处方，这些原则也可以适用于通过适当筛选后的某些患有慢性疾病、残疾或有特殊健康状况的人群。ACSM在制定运动处方时强调FITT-VP的基本原则，即频率（frequency，F每周进行运动的次数）、强度（intensity，I费力程度）、时间（time，T持续时间或总时间）、方式（type，T模式或类型）以及运动量（volume，V总量）和进度（progression，P进展进阶）。

第四节　普通人运动处方建议

对于大多数成年人来说，为了促进健康，一份日常体力活动以外的锻炼计划是必不可少的，它包括有氧运动、抗阻运动、柔韧性和神经动作练习。

根据ACSM的运动处方建议，一次简单的常规训练课应包含以下几个部分：

热身、体能训练和/或竞技运动、整理活动和拉伸。

热身阶段由5～10 min的小到中等强度的有氧和肌肉耐力运动组成。热身阶段是锻炼的一个传统的步骤，它可以调节肌体的生理、生物力和生物能，使它们能够适应锻炼课程或干预中体能训练或竞技运动的需要。热身活动不仅可以增加关节活动度（ROM），还可以降低发生损伤的风险。如果训练课的主要内容是心肺耐力运动、有氧运动、竞技运动或抗阻练习，特别是那些持续时间较长或重复次数较多的活动，那么运动者在热身阶段采用动态的有氧运动比拉伸活动获得的效果更好。

训练阶段包含有氧、抗阻、柔韧性、神经动作练习和竞技运动。运动者在训练阶段完成后要进行整理活动，整理活动包含至少5～10 min的小到中等强度的有氧和肌肉耐力练习。进行整理活动的目的是使运动者的心率和血压逐渐恢复到正常水平，同时消除机体在较大强度运动时肌肉产生的代谢产物。

热身和整理活动不能代替拉伸阶段，由于肌肉温度升高会增加ROM，所以运动者可以将拉伸阶段安排在热身或整理活动之后进行，也可以在使用保温袋热敷肌肉后进行拉伸。

有氧运动（心肺耐力）的推荐如下。

频率：中等强度运动每周不少于5天，或较大强度运动每周不少于3天，或中等强度加较大强度运动每周不少于3～5天。

强度：推荐大多数成人进行中等和/或较大强度运动。轻到中等强度运动可使非健康个体获益。

持续时间：推荐大多数成年人进行每天30～60 min的中等强度运动，或20～60 min的较大强度运动，或中等到较大强度相结合的运动。每天小于20 min的运动也可以使静坐少动人群获益。

类型：推荐进行规律有目标的、能动用主要肌肉群、表现为持续有节律性的运动。

运动量：推荐的运动量每周应至少500～1000梅脱。每天至少增加2000步使每天的步数不少于7000步，可以获得健康益处。不能或不愿意达到推荐运动量的个体进行小运动量的运动也可以获得健康益处。

模式：运动可以是每天一次性达到推荐的运动量，也可以是每次不少于10 min的运动时间的累计。每次少于10 min的运动适用于健康状况差的病人。

进度：对运动的持续时间、频率或/和强度进行调整，逐步达到运动目标。循序渐进的运动处方可以促使锻炼者坚持锻炼，减少骨骼肌损伤和不良心血管事件。

抗阻训练的循证推荐如下。

频率：每周每一个大肌群训练2～3次。

强度：以RM（repetition maximum，最大重复次数）表示，1-RM即1次最大重复次数，代表能够举起的最大重量。初学者以60%～70%1-RM（中等到较大强度）间歇训练提高力量；有经验的力量练习者以80%1-RM（较大到大强度）提高力量；老年人以40%～50%1-RM（低到较低强度）为起始强度提高力量；久坐人群以40%～50%1-RM（低到较低强度）为起始强度可能也对力量增长有益处，以大于50%1-RM（低到中等强度）增加肌肉耐力；老年人以

20%～50%1-RM提高爆发力。

时间：尚无明确的时间被证明是有效的。

类型：推荐进行包含所有大肌群的抗阻训练。推荐所有人进行多关节运动，它不仅动用超过一个大肌群，并且能针对主动肌和拮抗肌。抗阻运动计划中也可以包含针对主要肌群的单关节练习，通常安排在特定肌群的多关节练习之后。可以使用多种体育器械和/或自身重量来完成上述运动。

重复次数：推荐大多数成年人以8～12次重复的负荷提高力量和爆发力。中老年人开始练习时，以重复10～15次的负荷有效提高力量。建议使用重复15～20次的负荷提高耐力。

组数：推荐大多数成年人以2～4组重复提高力量和爆发力。仅1组练习也是有效的，尤其是对老年人和初学者。大于等于2组用来提高肌肉耐力。

模式：有效的组间休息时间为2～3 min。建议同一肌群练习之间应至少休息48 h。

进度：推荐的进度是逐步增加阻力，和/或增加每组的重复次数，和/或增加频率。

柔韧性练习的循证推荐如下。

频率：至少每周2～3次，每天练习，效果最好。

强度：拉伸达到拉近或轻微不适状态。

时间：推荐大多数人静力拉伸保持10～30 s。老年人拉伸保持30～60 s获益更多。在进行PNF（神经肌肉半体感觉促进技术）时，最好是先进行3～6 s的轻到中等强度收缩（即20%～75%最大随意收缩），紧接着进行10～30 s辅助拉伸。

类型：建议对主要肌肉肌腱单元进行一系列的柔韧性练习。静力拉伸（即主动和被动拉伸）、动态拉伸、弹震拉伸以及PNF都是有效方法。

运动量：合理的练习量是每个柔韧性练习的总时间为60 s。

模式：建议每个柔韧性练习都重复2～4次。肌肉稳定升高时进行柔韧性练习的效果最好，通过主动热身或热敷、洗澡等被动方法都可以提高肌肉温度。

进展：尚无最佳进展计划建议。

神经动作练习循证推荐如下。

频率：建议每周至少2～3次。

强度：有效的神经动作练习强度还不清楚。

时间：可能需要每天至少练习20 ~ 30 min。

类型：建议老年人通过适合的训练和多种体力活动（如：太极、瑜伽）来提高控制技能（如：平衡、灵活、协调性和步态），这样可以保持身体机能，并且降低跌倒的风险。中青年人进行神经动作练习的效果并不十分明确，但是可能也会为运动者带来益处。

运动量：最佳的运动量（如重复次数、强度）还不清楚。

模式：最好的运动模式尚不清楚。

进展：最适合的进展计划还不明确。

健康/体适能专业人士在为运动者确定最适合的医务监督时，可以参考运动前健康筛查和运动前评价的相关资料，这些资料可能包括健康检查、医学评价和根据运动者锻炼目的和健康状况所进行的运动测试结果。运动者在经验丰富的运动指导人员的监督下进行锻炼，可以提高他/她的锻炼依从性，并且可能提高慢性病病人和有健康问题人群的锻炼安全性。对于那些刚开始进行锻炼的静坐少动人群，个性化的锻炼指导对他们也是有帮助的。

第二章

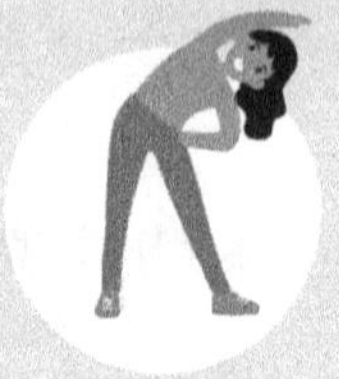

运动损伤的预防与康复

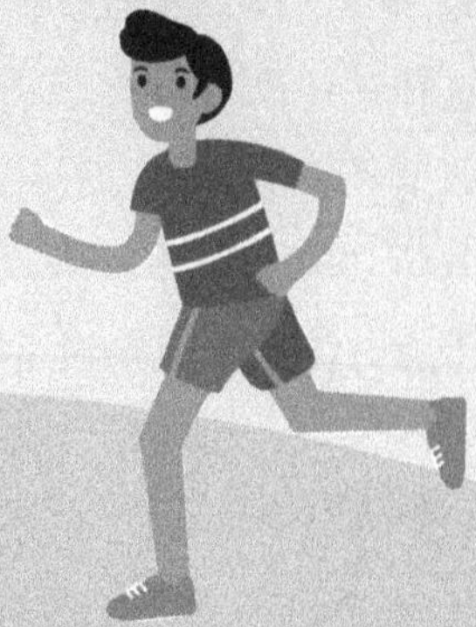

第一节　一般运动损伤的常见原因

一、思想因素

（1）对运动损伤的预防不重视，训练不注意安全，对损伤的发生不分析原因，不总结经验，不吸取教训。

（2）盲目冒失地进行锻炼，急于求成，忽视循序渐进和量力而行的原则。

（3）意志品质不坚强。

二、准备活动方面

（1）不做准备活动：由于机能惰性，各部分机能没有相应提高，容易发生肌肉拉伤和关节扭伤。

（2）准备活动不充分：神经系统和其他器官系统的机能还没有充分做好准备，就投入到紧张的正式运动，或者准备活动较马虎。

（3）准备活动内容与运动的基本内容结合不好，或者缺乏专项准备活动。

（4）准备活动过量，机能下降，已经疲劳。

（5）准备活动与正式运动间隔时间过长，失去准备活动的意义。

（6）准备活动不充分或没做准备活动，还有的根本就没有做准备活动的意识。这样神经系统和内脏器官的功能没有被充分动员起来，肌肉伸展能力欠佳，关节不够灵活，动作不协调，就很容易导致运动损伤的发生。这主要是对准备活动的作用不明确或不会独立做准备活动，错误地认为做准备活动是浪费体力，往往急于参加运动而损伤，

三、技术因素

身体素质差、技术动作不熟练是导致运动损伤的另一个重要因素。运动技术掌握不好有两个方面的原因：一是身体素质差，特别是力量、灵敏、柔韧素质较差，动作僵硬、不协调，运动中遇到一些技术较复杂、难度较大的运动项目或在运动量、强度加大的情况下就容易受损。二是根据运动技术形成的规律，在运动技能形成的泛化阶段和分化阶段，由于对运

动技术概念理解不深刻，练习中出现多余的动作后技术掌握不稳定，这种情况下也容易受伤。

四、场地机械因素

场地、器械不合格也是造成运动损伤的重要因素。例如：①跑道过硬或高低不平，沙坑过硬或有杂物，海绵垫厚度不够，并且海绵垫之间相互衔接不严密，场地过滑等都容易造成运动损伤。②篮球、排球的练习是在水泥场地上进行的，由于地面硬，练习中跳跃动作多，容易造成踝关节、膝关节损伤。③体育设施和设备陈旧、摆放不当，比如单杠、双杠、爬竿、爬绳等受日晒雨淋，天长日久就会生锈、损坏，如果没有及时修理和更换，在练习时不注意看，就很容易受伤。

五、疲劳及心理因素

运动疲劳、心理过于兴奋或紧张都是造成运动损伤的重要原因。运动疲劳受伤主要是在练习过程中，反复做同一动作，使身体局部负担过大而引起的。比赛时会表现出过度的兴奋，容易发生损伤。在练习较难的动作时，由于心里害怕，做动作犹豫不决，也容易发生运动损伤。另外，动作组织不合理，天气不好，保护措施不当，都是引起运动损伤的原因。

六、动作不标准

运动习惯，运动不可图快，也不能认为做得不到位没关系，错误的技术和姿势都有一定的隐患。例如，当承受压力时，如果髋关节、膝关节和踝关节不向着同一个方向，就容易造成膝关节过度扭转。另外，在做拉伸的时候，也经常会出现因为方法不当，如用力过猛造成韧带拉伤。

此外气候恶劣，违反规则，保护措施不当，场地、器械不合格，运动时的服装和鞋袜不符合体育卫生要求都可能成为运动损伤的原因。由于在我们生活中运动是不可或缺的，所以要掌握正确的运动方式，避免不必要的运动损伤。

第二节 一般运动损伤发生后紧急处理

在运动场中，比较常见或比较紧急的有如下几种情况：①心脏骤停；②软组织损伤；③出血；④骨折；等等。对于专业的运动防护师，必须熟练掌握所有的处理方法，但对于没有系统学习过的一般人群，我们仅建议处理一般软组织损伤及无合并症的小量出血。如果需要学习心脏骤停处理方法可联系当地红十字会，骨折、脊髓损伤等较严重的情况发生时，应立即打120并做好辅助工作即可，切勿随意移动伤员。对于意识清楚、无其他合并伤的单纯软组织损伤的伤员，我们可以采取以下措施：

（1）制动：立即停止运动，使患部保持不动状态。运动终止后的制动，能控制肿胀和炎症，把出血量控制在最小限度。

（2）冷敷：在应急处理中效果最明显。能减轻疼痛和痉挛，减少酶的活性，减少机体组织坏疽的产生，受伤后4～6 h内产生的肿胀也能得到一定控制。冷敷还能使血液黏度增加，毛细血管浸透性变小，减少流向患部的血流量。冷敷是间断性实施的措施，每15～20 min需要暂停一下，并以毛巾与皮肤隔离，以免冻伤。

（3）加压：急性损伤一般都采用加压包扎法，使患部内出血和瘀血减轻，防止浸出体液渗入组织内部，促进吸收。加压包扎方法很多，可以把浸水的弹力绑带放进冷冻室，同时给以加压和冷敷作用。也可以用毛巾或纱布来加压包扎。注意包扎后每隔一段时间要检查末端循环，以免包扎过紧导致组织循环障碍。

（4）抬高：把患部提高到心脏的位置，和冷敷、加压一样，抬高对减轻内出血有明显作用，可以减轻损伤部位的血液和体液压力，促进经脉回流，相对减轻患部的肿胀和瘀血。

如果过早活动受伤部位，不仅会加重出血现象，还会使损伤加重，令恢复时间加长。

第三节 一般运动损伤预防建议

预防运动损伤发生，必须对损伤的发病机理进行深入研究，在此基础上，努力消除其可能致伤因素，达到预防目的。

（1）加强思想教育，包括安全教育、组织纪律性教育。

（2）合理安排训练和比赛，特别是应注意学期开始、长假之后的恢复训练，并加强全面的身体训练，全面发展身体素质，加强技术教学、合理安排运动量。训练中注意动静结合，上下肢交替练习，避免局部负担过重。

（3）充分做好准备活动。准备活动的内容应根据教学、训练和比赛的内容而定，既要有一般性准备活动，又要有专项准备活动。

（4）加强易伤部位的训练，加强相对薄弱部位的训练，提高它们的功能是预防运动损伤的积极手段，例如各种加强关节稳定性的力量练习。

（5）根据运动项目特点，针对地加强保护，把全面练习与专项练习有机结合起来。

（6）加强医务监督。定期体检，主动询问、主动观察，防患于未然。

加强场地、器材管理，排除不安全因素。

第四节 运动损伤的康复原则

运动损伤后的康复训练，其突出的问题是处理好训练活动服务于恢复健康与增强机体活力的关系，解决康复训练与功能恢复的矛盾，尽最大可能、尽快地通过活动使肌肉、韧带、关节及整个机体功能达到最佳状态。相反，活动不当，轻则延误治疗时机，重则产生影响机体健康乃至造成局部功能障碍。

运动损伤治疗的康复训练，既有其治疗的原则，又有训练的原则；既要遵守运动训练的一般原则（全面、渐进、个体等），又要遵守康复训练的特殊原则。

一、运动训练的一般原则

1. 循序渐进原则

（1）运动强度由小到大。

（2）运动时间由短到长。

（3）动作复杂性由易到难。

（4）休息次数和时间由多到少，由长到短。

（5）训练的重复次数由少到多。

（6）运作组合由简到繁。

2. 全面训练原则

运动损伤常累及多器官、多组织、多系统，因此康复训练也应从力量、速度、柔软度、耐力训练以及心理等方面全面考虑。

3. 个体化治疗原则

（1）根据运动项目、年龄、病情及功能状态，选择不同的治疗方法。

（2）对不同损伤者，采用的康复训练方法应因人而异，要有针对性，尽可能做到个体化治疗。

（3）对于专业运动员患者，要做到尽快治愈，以便尽快恢复正规训练，使患肢功能尽可能完全恢复。

（4）对于一般非专业运动员的患者，康复训练的重点是恢复日常活动及工作能力。

二、康复训练的特殊原则

1. 整体性原则

在制定康复治疗方案的时候要遵循整体性原则，统筹兼顾，注意各个损伤部位以及不同康复阶段的特点。

2. 循序渐进原则

康复训练要遵循循序渐进原则，对运动强度、运动时间、生理负荷量进行科学合理的安排，采用逐渐加量、循环交替的方式调整。

3. 针对性原则

针对运动损伤情况的特殊性，制定与之相对应的个性化方案，让运动损伤在最短的时间内获得最佳的恢复。

4. 分期治疗原则

（1）急性期：制动、止痛、止血，防止肿胀进一步加重。

（2）稳定期：促进血肿和渗出液的吸收。

（3）恢复期：针对存在的问题及功能障碍，如疼痛、粘连、瘢痕形成、关节活动受限以及肌萎缩和功能减弱等，以促进功能恢复。

第三章

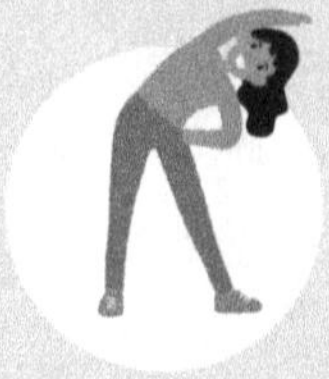

常见体育运动中的损伤处理方法

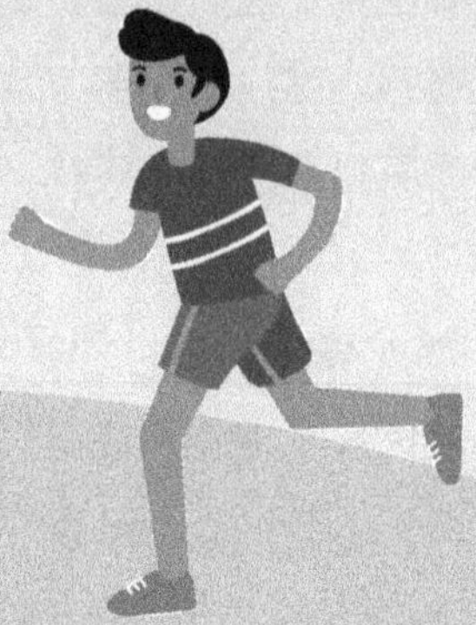

第一节 马拉松运动常见损伤处理方法

一、马拉松运动常见运动损伤

1. 胫前痛

疼痛位置是小腿前方那一根长条骨头胫骨，通常把骨干的疼痛叫胫前痛。运动初始疼痛明显，坚持运动后减轻，运动结束后再次出现疼痛。疼痛时做踮脚尖的动作，痛感加剧。

2. 跟腱炎

疼痛位置是脚跟处上方的“筋”感到酸痛、僵硬，跑步后痛感变得更为强烈。一般会在剧烈运动后的休息区间或早晨发作。肌腱处受到按压会感觉疼痛。急性跟腱炎可能会在跟腱处红肿发热。

3. 应力性骨折

应力性骨折的疼痛位置一般发生在身体的承重部位，如小腿胫腓骨或者脚部的舟骨、跖部等。手指按压痛处，会出现钻心的疼痛。单脚站立或者单腿跳时，出现局部疼痛。发生碰撞后突发性疼痛，并且不能继续运动。

4. 足底筋膜炎

疼痛位置一般是在靠近脚跟部位或者足弓处，当然也有部分人表现在前脚掌有痛感。疼痛在早起下床时的前几步最为明显。在跑步中或者跑步结束后，也能明显感到脚掌疼痛。脚尖站立时脚后跟疼痛（针对脚跟部位的筋膜炎）。

5. 跑步膝

疼痛位置是膝盖周围，特别是膝外侧上方疼痛，弯曲、伸展膝盖时或许可以听见“咔吧咔吧”的响声。久坐之后膝盖感到僵硬、疼痛。

二、常见损伤后的处理方法

1. 胫前痛

解决办法：

（1）不严重的话，运动后配合冰敷可有效缓解。

（2）如果稍微严重，需要考虑休息至痛感消失，在恢复末期配合拉伸，牵拉小腿肌肉。

（3）在休息过程中可以考虑以游泳来作为替代训练。

（4）药物：非甾类药物，具体用法需要咨询专业医生。

2. 跟腱炎

解决办法：

（1）暂停跑步。

（2）在鞋内放入鞋跟垫，用以减少跟腱张力。

（3）可以考虑一定的冰敷。

（4）后期可以进行提踵练习，在台阶上踮起脚尖，缓慢下落，每天3组，每组15次。

（5）药物：消炎止痛类的外敷药。

3. 应力性骨折

解决办法：

送院治疗及休息应该是治疗应力性骨折的方法。

4. 足底筋膜炎

解决办法：

（1）非急性期热敷或者常用热水泡脚，可以有效缓解疼痛。

（2）减少运动量，在运动后可以考虑冰敷。

（3）做足伸展运动的物理治疗。

（4）药物：消炎镇痛药。

5. 跑步膝

解决办法：

（1）跑步后立即冰敷膝盖用来减少伤痛，时间约15 min。

（2）睡前对膝盖进行热敷20 min。

（3）适当转换运动方式，比如游泳等。

（4）药物：如果疼痛相对严重，可以服用布洛芬或者阿司匹林。

三、马拉松急性运动损伤预防措施

马拉松运动中急性损伤的原因多种多样，损伤的主要原因是：训练水平不够，身体素质差，动作不正确，缺乏自我保护能力，运动前不做准备活动或准备活动不充分，身体状态不佳，缺乏适应环境的训练，训练及比赛场地不平整以及赛前大运动量恢复不当，等等。马拉松运动过程中常见的损伤主要有以下几种：

（1）关节扭伤主要为踝关节扭伤，损伤的主要原因是技术掌握不好、协调性差，疲劳产生体力差，准备活动不够、场地不平整、跑姿不当等。预防原则是：准备活动充分、循序渐进，让自己速度放慢，不在不平坦的地面上长时间进行跑步练习。

（2）重力性休克主要原因是运动时血液集中供应下肢、突然静止后静脉回流不够，脑缺血缺氧，产生脑贫血而发生晕厥。预防办法是，马拉松运动完成后，不要马上停止运动，应慢跑或者慢走一段时间再慢慢停下。

（3）运动中腹痛的原因主要是肝脏瘀血、呼吸肌痉挛、胃肠道痉挛或功能紊乱以及腹内外疾病。对因腹内或腹外疾病所致的腹痛，主要根据原发疾病进行相应的治疗（药物、理疗、局部封闭等）。对仅在运动时加快速度后才出现腹痛的运动员，首先要全面加强身体素质训练和专项技术训练。运动中出现腹痛后，可适当减慢速度，并做深呼吸，调整呼吸与动作的节奏。必要时用手按住疼痛部位，弯腰跑一段距离，一般疼痛即可消失。如仍有疼痛，针刺或点掐足三里、内关、三阴交等穴位，配合腹部热敷等，如无效果则请医生处理。

（4）在比赛中有时会出现小腿肚抽筋现象，原因是准备活动做得不充分，比赛时肌肉从静止状态突然进入比较剧烈的运动状态，小腿肌肉不能马上适应，尤其在气温比较低的情况下，受到寒冷刺激或由于身体大量出汗带走许多盐分而引起小腿抽筋。因此，赛前准备活动一定要做得充分，要达到身体发热的效果，天气冷时要适当延长准备时间，还要注意小腿保暖。比赛中若出现小腿抽筋的情况，应该马上减慢速度逐渐停下来，然后伸直膝关节，同时用力将踝关节充分背伸，拉长痉挛的腓肠肌。牵引时切忌用力过猛，用力宜均匀、缓慢，以免造成肌肉拉伤。如不能缓解应进入救护站处理。

四、踝关节扭伤康复处方

踝关节扭伤康复处方见表3–1。

表3-1 踝关节扭伤康复处方

康复目的	增强踝关节灵活性，增强踝关节本体感觉，减少复发机会	
形式	关节活动度训练+本体感觉训练	
内容	练习动作	组数×次数
第一阶段（1～2周）	非负重踝关节转圈	5组×15次
	非负重跖屈背屈训练	5组×15次
第二阶段（3～5周）	坐位足趾收毛巾练习	4组×12次
	负重跖屈背屈训练	4组×12次
	Bosu球双脚平衡训练	4组×5 min
	Bosu球双脚闭眼平衡训练	4组×5 min
	Bosu球单脚闭眼平衡训练	4组×5 min
运动频率	5～6次/周	
运动时间	20～30 min	
运动强度	心率控制在靶心率范围内	
运动场地	家里、健身房	
注意事项	（1）应量力而行，如感觉不适应立即停止运动。 （2）循序渐进，逐渐增加难度和强度。 （3）应等踝关节红肿、疼痛等现象消失后再进行康复训练	
效果评价	训练后踝关节应感觉轻松或稍酸胀，经过约1个月的训练，踝关节本体感觉提高，不容易再次发生扭伤	

五、马拉松发生心脏骤停的概率统计

在全民健身的时代背景下，马拉松在中国迎来了井喷式发展的局面。仅2017年，国内就举办了大大小小将近1000场赛事，参赛人数达到1000万人次。但据不完全统计，2017年全年马拉松赛事中，仅仅“有媒体报道过”的猝死事件就有至少4起。另外，还有超过7名跑者被医疗急救人员成功挽回了性命。对于跑道上的这些“生死时速”，专业救援机构“第一反应”创始人兼CEO陆乐在接受澎湃新闻记者采访时认为，由心脏骤停引发的猝死只能说是概率性事件，与“跑马”本身并无太大关系。“心脏骤停的原因太多，我们无法一一去知晓和掌握，但如何在黄金救援的4min救活每一条鲜活的生命，这是可以掌控的。”马拉松救援讲究“黄金4分钟”。每8万名跑者就有1人心脏骤停，随着国内比赛和参赛人数的增多，相应地也带来了猝死概率上升的风险。据国际体育组织统计，平均每5万名马拉松长跑者中会有1人死于心脏病突发，另外，比赛期间因为各种原因被救治的人占到总参赛人数的20%~25%。据上海瑞金医院陆一鸣教授的统计，在中国每8万名跑友中就有1人会发生心脏骤停。可见，与发达国家相比，我国发生心脏骤停的概率并不算高，甚至还低于日本。

美国18万选手发生1人心脏骤停（Jim J H教授）；英国8万选手发生1人心脏骤停（Dan S.教授）；日本5万选手发生1人心脏骤停（田中秀治教授）；中国8万选手发生1人心脏骤停（陆一鸣教授）。

但在救活率方面，我们却远远落后于发达国家。“第一反应”的创始人兼CEO陆乐在接受澎湃新闻记者专访时表示，官方统计的中国城市心脏骤停救活率低于1%。相比之下，美国对于心脏骤停的平均救活率为15%，像西雅图、纽约这样的发达城市能达到50%，“但越落后、越偏远的地方肯定救活率就越低了。”对于在“跑马”过程中频发的猝死现象，中国田协也不遗余力地进行防范。比如，增加救护点和救护人员的数量，对赛道进行评估和提供保障，提醒跑友进行赛前体检，等等。作为中国田协、中国马拉松的官方医疗服务合作机构的负责人，陆乐坦言国内对于马拉松的安全意识较以往的确有所提高，而几年前他的好友正是因为救援不力而殒命赛道。在一场马拉松比赛中，陆乐的同学在离终点只有200米的地方突然倒下，“当时很多老朋友在他身边，却目瞪口呆、手足无措，没人知道如何施救。”为了能降低国内马拉松赛事的猝死率，陆乐前往日本学习经验，通过了解后发现，在一场马拉松的比赛中，至少需要急救队员、救护车和医疗站，黄金救援时间只有短短的4分钟，“如果能抓住这4分钟，就可以极大地提高救活率。”然而，从发生心脏骤停到救护车到达，中间至少隔了十几分钟，“如果只是被动等待的话，被救活的成功率就很低了，所以心脏骤停是要跟死神赛跑的。”“所以，如何把快速的、先进的医疗救助送到赛道上、人倒下的地方去才是救援的关键。”“通过AED和CPR（心肺复苏）救过来之后再把伤员交给传统的医疗，这时候就可以叫救护车、送ICU了，而这样的救活率就和以前完全不是一个档次了。”按照这样的理念，陆乐说自己的团队在5年中连续挽救了11名心脏骤停的人，累计救活率达到91.7%，“我们救了12个人，只有一个遗憾地没能救活。”然而，在分析这些心脏骤停的案例时，陆乐也发现很多人存在的一个认识误区：跑马拉松猝死的都是没怎么经过专业训练的业余跑友。但现实情况并不是这样，一些专业选手同样会在比赛中出现心脏骤停的危险。“我们在2015年急救的一位跑友，他曾经有2年的专业马拉松训练；而同一年急救的另一位跑友甚至本身就是武警出身，每天都在坚持跑步。”因此，陆乐认为心脏骤停是个概率性事件，与跑不跑马拉松本身没多大关系，“美国官方统计，每年2‰的美国人会发生心脏骤停，也就是说500个人里就有1个人猝死。”美国每年有60万人发生心脏骤停，远比车祸、火灾、枪伤等带来的死亡率要高，“它在美国绝对算得上‘第一杀手’，原因就在于它的救援时间太短了，只有4分钟。”

对于马拉松赛事，陆乐认为，从危机管理角度看，这就是一场人为制造的大型“灾难”，“你想想，几万人在一起发生危险的概率很高，所以关键还是如何预防猝死的发生。”

陆乐团队的理念逐渐在国内被接受和运用。2013年，“第一反应”开始与上海马拉松赛合作，而“上马”也是中国第一家采用第三方、专业的赛事急救系统的马拉松赛事。

六、心脏骤停的急救

心脏骤停是心脏突然停止跳动，大动脉搏动与心音消失，重要器官如脑供血不足，缺氧导致呼吸停止。当发现病人意识丧失，首先用手轻推病人肩部，如无反应，立即使病人仰卧，急救者将耳或面颊贴近病人口鼻，听有无呼吸声，并触摸病人的颈动脉有无搏动。确认心跳骤停必须马上抢救并请人拨打120。确保病人呼吸道通畅；解开病人衣领与腰带，急救者位于病人左侧，左手插入病人颈后，右手按压前额，使头后仰，颈项过伸。用纱布去除病人口、鼻腔中异物。口对口人工呼吸：急救者右手捏住病人鼻孔，左手托下颌，并将病人口唇张开，急救者深吸气后紧贴病人口部用力吹气，病人胸廓升起为有效；放松捏住鼻孔的右手，病人胸廓复原，并感到病人口鼻有气呼出为有效。如无效，胸外按压为现场急救最实用有效的抢救方法：病人仰卧地上或背部垫一块木板。急救者用一手的掌根部按在病人胸骨下段，另一手压在该手上，肘关节伸直，利用体重和肩臂力量垂直向下用力挤压，使胸骨下陷5 ~ 6 cm。按压次数每分钟100 ~ 120次：单人急救（按压30次，吹气2次）病人要注意保暖与空气流通，等候120急救车或送入医院抢救。

七、马拉松热身方法和下肢力量检查

（一）热身方法

（1）预先准备：是指依照个人状况进行热身。对疲劳感强的部位周边进行动态伸展，或者依照接下来要练习的内容要求、容易引起的受伤部位等，进行轻量运动，持续5 ~ 10 min。

（2）伸展运动：体温和肌肉温度上升后，进行以改善各关节的动态柔韧度为目的的伸展运动。在热身中，主要采用动态的伸展，最好也在训练之间穿插静态的伸展，持续3 ~ 10 min。

（3）慢跑：在做完带有膝关节活动的伸展运动后进行慢跑。从缓慢的速度开始，慢慢提升速度，跑到稍微出汗的程度。慢跑过程中，如果配合前后左右移动，加入简单的步法，效果会更好。有时手臂大幅度摆动，有时自然下垂放松身体都是不错的选择，持续3 ~ 10 min。

（二）下肢力量检查

下肢力量检查是以徒手进行的MMT（徒手肌力）检查，受试者应该采取标准受试体位，对受试肌肉做标准的测试动作，观察该肌肉完成受试动作的能力，必要时由测试者用力施加阻力或助力，判断该肌肉的收缩力量。肌力分级标准见表3-2。

表3-2 肌力分级标准

级别	级别标准相当正常肌力的百分数
0	不能触及肌肉收缩（0%）
1	有轻微收缩，但不能引起关节运动（10%）
2	在减重状态下能做关节全范围运动（25%）
3	能抗重力做关节全范围运动，但不能抗阻力（50%）
4	能抗重力和抗一定阻力运动（75%）
5	能抗重力和抗充分阻力运动（100%）

第二节 登山运动常见损伤处理方法

一、登山运动常见的损伤方式

登山运动常见的损伤方式有出血、骨折、扭伤或脱臼、创伤、肌肉拉伤、腿肚抽筋、休克、擦伤等。

二、常见损伤后的紧急处理方法

（一）出血

处理原则有如下两点：

（1）直接压迫伤口，以达到止血的目的。

（2）加压止血效果不明显时，在上、下肢（手足）进行包扎止血。

1. 指压法

（1）将纱布、干净的手帕或布带（紧急情况下，身边没有止血布带，可直接用手指压迫，进行止血）放在伤口上，用力按压直至其停止出血。

注意：创可贴等直接贴在伤口上时，其纤维附着于伤口，是引起疼痛和感染的主要原因，请慎用。

（2）使伤口处在高于心脏的位置，按压伤口，可有效止血。

（3）在纱布上包扎绷带。不过，如果用力过度会使血管里的血液停止流动，因此，包扎力度达到止血程度即可，不宜过紧。

（4）止血后也不要立即打开绷带，应尽早就医。

（5）若以上方法不能止血，请使用止血带。

2. 使用止血带

（1）把布带叠成5 cm宽即可当作止血带（三角巾、围巾、大手帕、毛巾等用作止血带）。手或腕部出血时，须扎在肘部以上部位（上臂），足部出血时，须扎在膝部上侧的大腿部。止血带必须在患肢伤口的近心端。用止血带紧紧包扎两层，然后打结。

（2）将不易折断的木棒、橡皮管等插入打结处并系牢。

（3）转动木棒直至止血。然后，使用止血带的两端及其他布条或绳索以达到固定木棒作用。

（4）把包扎止血带的时间和部位用笔或口红写在醒目的地方（额头或止血带上）。

注意：绳索或铁丝的宽幅如果不足3 cm，会损伤神经和皮下组织，请禁用。

止血带的包扎时间如达1 h以上，会造成末梢组织血液停流，引起组织坏死。因此，如果到达医院前需要很长时间的话，在避免大量出血的前提下，可每隔30 min松开一次止血带，片刻后系紧。

（二）骨折

辨别骨折的原则：

（1）受伤部位不自然地变形。

（2）骨骼从皮肤中突出。

（3）疼得不能动弹。

（4）严重红肿。

处理步骤：

（1）用夹板（若身边没有合适的木板或木棒做夹板，可用杂志、报纸、坐垫、纸箱、雨伞、枕心、粗树枝、山地车打气筒等代替）固定，防止骨折部位活动。夹板和患处之间应隔有毛巾或布带。夹板宜稍长，应至损伤部位的上下两关节处，用布带、手帕或绳索固定。

（2）若骨折部位出血，请按止血法处理，将纱布或干净手帕、布带放在患处，加压止血后再用夹板固定。

（3）固定后请小心护送伤者去医院就医。注意不要给受伤部位增加负担。

注意：固定夹板时不要过紧，以限制活动为宜。夹板过短会造成不稳定状态，易引起骨折后的错位。

（三）扭伤、脱臼

1. 辨别方法

（1）强行受力，造成关节肿胀、剧烈疼痛（扭伤）。

（2）无法判断是扭伤还是骨折时，均按骨折处理。

（3）关节错位、变形、剧烈疼痛（脱臼）。

处理步骤：

当认为有可能发生了扭伤、脱臼时，应先用湿毛巾冷却患处并固定关节，以限制活动。

就医途中应避免不必要的搬运。即便认为伤势不重，在肿痛不见减轻的情况下，也应尽早接受医生治疗。

2. 关节的固定方法

足关节（脚腕）：在准敷布上放一条三角巾、包袱皮或围巾，用它们将脚裹起来。若有弹力绷带，可用弹力绷带固定，以防止关节活动。

手指关节：手掌轻轻握拳，这样不会给手臂增加负担。手握一块网球大小的圆石块，手臂下面放置夹板，用绷带固定。

肩关节、肘关节、腕关节：患处敷上冷敷布，用三角巾、包袱皮或围巾做绷带吊起。

股关节：仰卧、膝部下方放一个坐垫，使股关节、膝关节自然弯曲，以感觉舒适为宜。

（四）创伤

处理步骤：

（1）受伤后用清洁的自来水洗净伤口，并用纱布包扎。

（2）若患处红肿，可在绷带上放置冰袋或湿毛巾进行冷却。此时，抬高患处，使之高于心脏，可减轻肿痛。若肿痛越发严重，应尽早就医。

（五）肌肉拉伤

处理步骤：

（1）当怀疑发生肌肉拉伤时，可用弹力绷带包扎或用护膝固定患处，静卧。

（2）在绷带或护膝上放置冰袋或湿毛巾，进行冷敷。

（3）保持静卧姿势，冷敷患处，并立即将患者送往医院。

（六）腿肚抽筋

处理步骤：

腿伸直，将拇趾向后扳，目的是使腿肚伸直。这种方法虽然有效，可再次伸直脚面或脚趾时，仍然存在复发的可能性，因此不可大意。轻度按摩和温浴疗法也可有效缓解肌肉紧张。

（七）休克

休克发生时，患者往往出现皮肤湿冷、出汗、面色苍白或青紫、表情冷漠、体温下降，这是微循环血流不足的表现。此外，患者伴随烦躁不安、反应迟钝甚至昏迷，这是心脑缺血的表现。一旦发现患者出现心率加快、脉搏细弱，要特别警惕，这是休克的预兆。有些伤者在送院急救途中表示自己“太困、发冷”，这往往就是休克的前兆，提示患者状况很危险。

处理步骤：

（1）尽量少搬动，少打扰病人，保持其安静。

（2）松解病人衣领、裤带，使之平卧。休克严重的头部应放低，脚稍予抬高。但头部受伤、呼吸困难或有肺水肿者不宜采用此法，而应稍抬高头部。

（3）注意病人保暖，但不能过热。

（4）有时可给病人喂服姜糖水、含糖饮料等热饮料。

（5）对某些明确原因的休克者，如外伤大出血，应立即用止血带包扎，但要注意定时放松。

（八）擦伤

处理步骤：

一般可在凉白开水加入食用盐，冲洗伤口。伤口内如有异物，要慎重处理，深而小不易取出的不要勉强取出，以免把细菌带入伤口或增加出血量。伤口要用消毒纱布或干净的绷带、手帕包扎，要注意包扎时松紧适宜。

三、登山运动损伤预防措施

1. 对自己的身体状况做到心中有数

了解自己的身体状况，特别是老年人应对自己的身体状况有一个较清晰的认识。建议每年有1~2次体检，或进行体能测试。

2. 爬山前准备要充足

爬山时要穿宽松、舒适、便于运动的衣服以及轻松舒适的运动鞋，准备好干粮等食物和充足的饮用水，以便及时补充能量和水分。如果有条件可以带上手机之类的通信工具，联系好同伴结伴而行等。

3. 掌握爬山的一些技巧

上山时上体放松并前倾，两膝自然弯曲，两腿加强后蹬力，用全脚掌或脚掌外侧着地，也可用前脚掌着地，步幅略小，步频稍快，两臂配合两腿动作协调有力地摆动。下山时上体正直或稍后仰，膝微屈，脚跟先着地，两臂摆动幅度稍小，身体重心平稳下移。不可走得太快或奔跑，以免挫伤关节或拉伤肌肉。在爬坡度较陡时，上下山可沿“之”字形路线来降低坡度。必要时，也可用半蹲、侧身或手扶地下山。通过丛林、灌木时，应注意用手拨挡树枝，防止钩戳身体，对不熟悉的草木，不要随便攀折，以防刺伤，并尽量选择好的路线。通过乱石山地时，脚应着落在石缝或凸出部位，尽可能攀拉，脚踏牢固的树木，以协助爬进。必要时，应试探踩踏石头，以防止石块松动而摔倒。

4. 爬山安全常识及注意事项

有些人觉得舒缓的爬山不够刺激，其实运动节奏太快或加量太快都容易让身体不适应，出现相反的效果。因此，爬山时一定要掌握好、控制好节奏。爬山过程中的休息也要讲究方法，不能由着性子来。科学的休息原则是：爬山中途休息应长短结合，短多长少。短休息，是途中控制在10 min以内的小憩，并且不卸掉背包等装备，以站着休息为主。这种休息可以多一些，但时间要短。长时间的休息一般2 h一次，一次可在20 min以内，休息时应卸下所有的负重，先站一会儿后才能坐下，不要马上坐在地上休息。休息期间，可以自己或者相互按摩一下腿部（尤其是小腿）、肩部、颈部等部位的肌肉。同时可以活动一下四肢。不要躺下来休息。

5. 爬山猝死的原因

一般来说，导致爬山者突然死亡的原因有两种情况：一种是心肌梗死，另一种是肺栓塞。猝死的确切机理尚不清楚，但与血小板聚集、冠状动脉痉挛，以及各种原因导致的心肌缺血造成致命性心律失常有一定的关系。大多数病人在原有心脏病的基础上，心电不稳导致室性心律失常，是心脏猝死的病理生理基础。需要注意的是，疲劳和呼吸困难常常是猝死最常见的先期症状，而胸痛并不是主要症状。

6. 哪些人不适合爬山

（1）有心肌病或风湿性心脏病的青年人不适宜爬山。年轻的猝死者多有扩张性或肥厚性心肌病，因此前面所说的那两种疾患者不应爬山。

（2）不常锻炼的中年人不宜突然参加大运动量的登山活动。中年人是一个特殊的群体，担负着工作和家庭两副重担，又夹在老人和孩子之间。中年人在事业生活上忙碌，体质、心理承受力、免疫及内分泌等功能却日益降低，再加上工作繁忙，无暇顾及身体健康，他们容易患各种疾病，而且不易早期发现和治疗。平时他们又缺少锻炼，突然去爬山，自觉比老年人灵活、体力好，登山速度往往较快。但活动激增，体力负荷突然加大，结果容易诱发心肺疾病。

（3）体质不好的老年人以及心脑血管疾病患者不宜爬山。老年人体内各个器官功能均在衰退，而且他们大都不同程度地患有一些慢性疾病。爬山是一项耗氧量很大的运动，准备爬山的老人，一定要先进行一些强度不太大的运动，以便有个适应的过程。到了一定年龄的人（女性50岁以上，男性40岁以上）都属于冠心病的高发人群，已患上高血压、冠心病的人，特别是慢性冠状动脉供血不足的人是不适宜爬山的。

（4）一些慢性疾病患者不宜爬山。不论什么年龄段的人，除了患有心脏病及高血压的人不宜爬山之外，还有一些慢性病患者也不应该爬山。这些慢性病包括关节痛、慢性肾炎、肾病、血液病、慢性气管炎、肺心病、糖尿病伴有合并症、痛风、红斑狼疮、皮肌炎等风湿性疾病、肝硬化等。慢性病患者即使爬山也要慢，且不要强求登到山顶。

7. 怎样避免猝死悲剧

在爬山过程中，如果出现突发症状，一定要采取必要的措施自救。比如感觉心前区有憋闷感，就不要再坚持登山了，而应到相对舒服的地方平卧休息。这时应马上松开裤带、领带，将头歪向一侧，以免呕吐物引起窒息。要注意保温，因为寒冷可以加重血管收缩和血小板聚集。中青年人要定期检查身体，尽早发现潜在的心、肺隐患。爬山后若晚间睡眠不佳，说明运动过量，往后需调整运动量。

第三节 网球运动常见损伤处理方法

一、网球运动的常见运动损伤

1. 腕伤

网球运动常见的腕伤主要有两种：一种是过度运动所致的损伤，随着时间的推移，伤势会变得越来越重；另一种是由腕部错误动作引起的扭伤。两种损伤都会引起局部轻度疼痛和腕关节活动障碍。腕伤主要靠使用护腕和减震装置及纠正腕部错误动作进行预防，其治疗包括多休息、冷敷、服消炎药以及经常做力量练习。

2. 网球肘

网球肘俗称肘关节痛，又名肱骨上踝炎，是网球运动中最常见的病症。肘关节为典型的复关节，关节囊前后薄而松弛，两侧紧张。由于突然过度用力导致外上踝肌肉和韧带撕裂，随后肘关节的肌肉发炎肿胀，如继续运动则病情不断加重。这种损伤源于错误的挥拍动作，在击球过程中，由于手掌向上、向后弯曲频繁，手腕反复的错误动作使肘部的肌肉和肌腱因非正常受力而红肿发炎。反手球出击过晚，或者发球时扭转手腕加一些旋转等，都可导致网球肘。

3. 肩周和肩袖损伤

肩周和肩袖损伤是由于发球或打高球时肩关节肌肉扭伤引起，前者表现为肩前部或上臂外部疼痛，后者表现为肩外侧疼痛。

4. 膝关节扭伤

在网球运动中，下肢会有许多快速变向、旋转、急停、快速起动等动作，常会引起膝部软骨和韧带的损伤。轻度扭伤表现为伤部疼痛、压痛、轻度肿胀，功能无明显障碍；如膝关节韧带部分或完全断裂，则伤部剧痛、肿胀、活动受限，膝关节只能维持在半曲位或曲位。

5. 踝关节扭伤

由于网球运动的脚步动作包含很多侧向移动，踝关节扭伤就成为常见的损伤，表现为踝关节内侧或外侧疼痛、肿胀、活动受限、行动困难。重者足内翻或外翻畸形，足背与踝部有皮下淤斑，局部压痛明显。不过，打网球时踝关节常见的只是轻微的扭伤。

二、常见损伤后的紧急处理方法

1. 腕伤

（1）冰敷、冰块或者其他冷敷可以帮助减少疼痛和肿胀，因为降低温度可以减少血液循环。每次冷敷15 ~ 20 min，每天3 ~ 4次。压迫，用绷带或其他办法压迫受伤局部可以减少出血、瘀血。绷带缠的紧度要适中，能感觉到有压力但又不会让肢端发麻或缺血。

（2）加压包扎后要在第一时间将手腕轻轻抬高。这样做可以帮助控制血液和减少局部的肿胀。同时手腕抬高后会加速静脉血的回流，从而让伤口看起来并不是那么肿。

（3）抬高患肢减少肿胀，促进血液回流。

（4）休息。马上停止运动，不要让受伤的关节再负重。

2. 网球肘

（1）冰敷。

①冰敷可以使血管通透性降低，让受伤部位的血管收缩，使局部充血减轻，从而令局部渗出减少，肿胀减轻。

②减少继发性损伤，冰敷能使患处局部温度下降，降低细胞代谢，减少自由基的产生，可以减轻组织细胞的继发性损伤。

③冰敷可以使神经传导速度减慢，神经终板兴奋减少，疼痛阈值提高，因而可以起到减轻或解除疼痛的作用。冰敷除了可以缓解运动损伤的疼痛外，对牙疼也有很好的止痛功能。

（2）加压包扎。加压包扎主要是为了保护伤口和创面，能够减少出现感染，减轻患者的痛苦。加压包扎最主要的目的就是为了止血，处理伤口的过程当中，要避免造成感染，以免影响到伤口的进一步治疗。

（3）抬高患肢。由于创伤及术后石膏固定的原因，影响静脉和淋巴的回流，导致患肢出现肿胀。抬高患肢利于减轻肿胀。

（4）适当的活动。活动时应注意，活动的时间不宜过长，幅度不宜过大，量不宜过多，以免进一步加重病情。

3. 肩周炎和肩袖损伤

（1）冰敷使局部血管收缩、血循减少，因而降低组织新陈代谢率，抑制炎性反应，这对因运动伤害，急性软组织损伤造成的疼痛有缓解作用，因为冰敷能减轻受伤后人体对发炎的反应，对缓和疼痛也有帮助。

（2）早期治疗包括休息、改变活动方式、康复治疗、非甾体抗炎药止痛消炎。休息足以使炎症和疼痛消退，时间平均为1～2周。诊断性注射类固醇激素可以缓解症状，有利于康复治疗，但要注意，注射可能会导致肌腱脆弱和断裂，2～3个月后可以进行第二次注射，总共不超过3次。此外，患者应该每日做被动练习，避免关节僵硬，待急性炎症控制后，应加强有阻力的力量练习。

4. 膝关节扭伤

（1）冰敷可以减少患部血流，减轻肿胀，减少炎症物质释放，减轻疼痛和痉挛。

（2）加压包扎可使患部内出血及瘀血症状减轻，还可以防止侵出体液入到组织内部。并能促进吸收。

（3）休息可以避免伤势加重，减少由于继续运动所引起的疼痛、出血或肿胀。

①部分断裂的治疗。损伤早期冰敷包扎，用膝支具或者长腿管型管理石膏（裸关节），1周后可带石膏下地行走，3周后去除固定，练习膝关节屈伸锻炼，恢复股四头肌功能。

②完全断裂的治疗。内侧副韧带断裂的同时，常合并半月板及交叉韧带等损伤，形成复杂的联合损伤，给治疗及诊断带来很大的困难。采用手术或关节镜治疗，先修复损伤的半月板或交叉韧带，再修复内侧副韧带。术后用数字卡盘调节式膝支具固定4～6周，尽早开展膝关节及股四头肌的康复训练，恢复膝关节运动功能。

5. 踝关节扭伤

（1）冰敷。冰敷一定要和加压包扎一起使用。冰敷的期初作用是使浅表的血管收缩，防止出血，同时减少耗氧量而减慢细胞代谢。长期的作用是减轻疼痛和保护。冰敷不应该超过30 min，尤其是在浅表神经的地方延长冰敷会导致神经麻痹。建议在康复的所有阶段都使用冰敷，但是损伤时即刻使用效果更佳。如果使用恰当，冰敷是没有危害的。但是损伤时即刻使用热敷，可能会导致炎症的加剧。通常冰敷转成热敷需要几周甚至更长时间。转成热敷通常根据症状来定，而没有严格的时间规定。

（2）加压包扎。损伤的即刻，加压包扎扭伤的踝关节是必需的。弹性绷带坚实而平整地包绕着远端。湿的弹性绷带有利于冷却。增加压力，马蹄形贴扎围绕肿胀最大处。根据最初的处理，"U"形贴扎可能需要给予弹性绷带的缠绕提供额外的压力和支持。注意不要区分顶端的贴扎和底部的开放式的"U"形贴扎。不平整的和没有覆盖的部位可能会导致肿胀的集聚。

（3）高抬患肢。抬高患肢是控制肿胀的最基本部分。尽可能抬高患肢，减少肿胀的形成。在心动周期中血压给予血管的不同压力，可能导致肿胀增加，抬高患肢促使重力对淋巴系统的工作，而减少静力压和液体流失，同时协助静脉和淋巴通过重力回流。应鼓励踝关节扭伤患者尽可能地维持抬高患肢，尤其是损伤后的24～48 h。

（4）休息。休息并不意味着患者什么都不用做。对侧肢体的运动可能通过交叉方式影响患肢的肌肉。在损伤后的最早期可进行背屈、跖屈、内翻和外翻的等长收缩，这些类型运动可以防止韧带萎缩的风险。主动的背屈和跖屈进行得最早，只要在没疼痛的关节角度中做，对韧带的恢复是没有风险的。这时主动的背屈和跖屈在冰敷和抬高患肢时都能做。避免内翻和外翻，因为这可能导致出血和进一步的韧带损伤。

（5）保护。许多工具可用于损伤早期的保护。早期使用护具允许下床活动。

三、常见损伤康复期的康复训练

1. 腕伤的康复

继续加强前臂肌群的肌肉力量训练，提高握力训练，先静态动作，只要拿住，抓住就好，尽量久一点，手腕不动且保持负重姿势。如：抓紧握力器不动，正反手端一盆水不动，重量以不痛为准，再一点一点加。最后再做动作。在做卧推、推举等动作时，必须用拳握，使手腕直立，做不到就说明腕力不足，为防止受伤，一定不要半握，这是很常见的错误，这样很容易受伤的。腕力和握力很容易被忽视，两者是上身训练的基础。最低标准是单手的握力、腕力均要超过体重才算正常。

2. 网球肘的康复

（1）按摩疗法。因为局部长时间的磨损造成肌肉的粘连，导致肌肉的炎症，在病痛初期可以采用按摩疗法。常用的手法有拨法、揉法和揉捏法，主要是松解粘连，促进血液循环。加快炎症消失的理疗法：运用超声波机械于人体引起微细按摩效应，红外线温热效应以及多种理化效应而使神经兴奋性降低，有较好的镇痛、解痉作用，加速局部组织血液循环，促进水肿消散以及结缔组织分散，松解粘连。

（2）艾灸结合穴位注射治疗肱骨外上髁。用艾灸阿是穴、曲池、足三里等穴位，用艾卷悬灸至局部发热为度。一般每穴灸10min左右，每天一次，七次为一疗程。穴位注射复方丹参注射液1 mL加野木瓜注射液1 mL，取穴曲池、阿是穴，用5 mL一次性的注射器吸取药液后，从患肢曲池或阿是穴进针1～1.5寸，用提插手法，得气后回抽无血，将药液缓慢注入0.5 mL，然后调整方向凹抽无血后再注入0.5 mL，如此反复将药液完全注入穴内，两交替，每天一次，七次为一疗程，疗程间隔3～5天。

（3）电针配合TDP疗法。取穴曲尺、合谷、外关、阿是穴。患者坐位，患肘屈曲，用1.5寸针在曲尺、合谷、外关、阿是穴（最痛点）上刺入，得气后，加以捻转补泻，力使局部酸、胀、重感向肩部和指端放射，加以电针仪、连续波，流针20～30 min，同时加以TDP照射肘部患处，距离20～30 cm，温热为度，每天一次，五次为一疗程，疗程之间间隔三天。

3. 肩周和肩袖损伤康复

炎症明显疼痛严重时，上臂外展30° 并固定1～2周，痛点关节内注射者将损伤韧带固定于松弛位，如外踝损伤，则同定于外翻位，伤后两天，可在踝关节周围用轻手法的推拿、揉捏、切法、理筋等进行按摩，并配合理疗和针灸。

4. 膝关节扭伤康复

（1）膝关节损伤的康复训练是一个比较长期或者说持之以恒的一个工作，这里主要包括了几点。第一个是肌肉的收缩，主要指的是股四头肌。股四头肌，如果病人岁数比较大的，一般建议做一些直腿抬高的动作，下肢用上劲，做这个动作，每天可以分成几组，一组可以做上20～30次，这个对关节的软骨没有损害。

（2）第二是游泳。游泳对膝关节是有好处的，它在不负重的状态下，可以练习下肢的肌肉，但是注意水温不要太凉。如果对一些年轻的患者，在软骨的磨损并不是太重的情况下，可以做一些靠墙的半蹲位，一般要求患者膝关节的屈曲不要超过90° ，每天的时间应该是相对比较短的，一天可以分成三组、四组，一组蹲10～20s就可以了，一定要量力而行、循序渐进地做这个动作。如果在负重的状态下做半蹲，有的病人过量以后会加重症状。还有一个是对关节活动度的锻炼——空蹬自行车，当然骑自行车也可以，空蹬自行车坐着、躺着、站着都是可以的，这个对关节的灵活度起到很好的帮助作用。

5. 踝关节扭伤康复

（1）神经肌肉训练。

按照10-5-10的规则，即是每次训练10 min，每周训练5次，训练10周，在摇晃板上进行平衡练习。10周的计划看起来比较长，但是从经验说明，如果运动员每天在做其他活动（如看电视）的同时进行练习，平衡练习是很容易完成的。针对踝关节损伤后失稳问题的研究表明：10周在平衡板上的平衡训练，能够使神经肌肉功能变得正常。在平衡板上训练能大大降低再度损伤的危险性，其危险性可降低到未受伤之前的水平。

（2）胶带和矫形器。

尚未完成神经肌肉功能康复的运动员，在进行高风险活动时，应该使用胶带和矫形器，直到他们完成康复训练计划为止。测试表明，以胶带固定或者使用矫形器能够预防踝关节扭伤的运动员再度受伤，但是这些方法对于以前没有受伤的运动员，没有任何的预防效果。这可能是胶带固定或者使用矫形器能够改善对内翻应力快速反应的能力，而它们的机械支撑的作用较小。最近的研究表明，使用矫形器并不会降低柔韧性和速度方面的能力。如果运动员使用胶带固定或者矫形器，必须清楚地告诉他们在踝关节功能完全恢复之前连续使用外来支撑的重要意义。

四、网球运动损伤预防措施

想要预防网球运动损伤，可以采取以下预防措施：充分准备活动、加强关节力量练习、矫正技术动作、保护膝关节（如变向跑）、选合适的鞋子、戴护膝。

（1）学习掌握规范的技术动作。

（2）网球运动前做好充分的准备活动及运动后放松。

（3）安排适当的运动负荷。

（4）加强身体锻炼，提高身体素质。

（5）提高网球场地的质量、选择合适的装备。

（6）损伤后进行积极的功能性恢复。

研究表明，网球运动损伤部位多集中在人体的手腕、背部和脚踝，损伤的性质多以肌肉拉伤和关节扭伤为主，损伤主要是由技术动作错误和局部负担过重而引起。网球运动中一定要重视运动损伤，充分认识造成损伤的原因，按照正确的技术动作和科学的规律进行教学和训练。训练一定要循序渐进，不能急于求成，比如在没有充分掌握挥拍技术或技术动作还未定型时，单靠自己的主观进行挥拍，极易造成损伤。网球运动要加强必要的肌肉力量练习，提高肌肉力量。平时提高对损伤的预防，对易伤部位进行保护，减少损伤的发生。损伤一旦发生了，一定要进行及时有效的处理措施，同时进行积极的功能性恢复，以缩短损伤恢复的时间，避免损伤再次发生。建议：①学习掌握规范的技术动作。②在进行网球运动前认真地做好准备活动。③运动时控制好负荷量，避免局部负荷过重。④加强肌肉力量、柔韧、协调等方面的练习。

五、踝关节灵活性体能训练处方

踝关节损伤的运动处方和康复锻炼方法，包括关节活动度训练、力量训练、平衡训练等。

运动频率：每周3次。

运动强度：每次选3～4个动作，每个动作做10～15次，做6组，组间休息30 s。

运动时间：每次20～30 min。

（一）关节活动度训练

踝关节的恢复练习，可对踝关节的灵活性进行保持和恢复。其练习方法有：

（1）初期小范围灵活性练习。踝关节环绕练习：移动脚踝完成整个范围内的运动（内翻外翻，跖屈背屈），整个过程中保证腿部不动，只移动脚踝。

（2）用受伤脚趾写字练习。坐在凳子上，使受伤的脚悬在空中，然后用受伤脚的脚趾练习写大写英文字母，或写1，2，3，4，5，直到26，完整地写26个英文字母（或26个阿拉伯数字），或者可以写自己的名字。

（3）用脚趾拉毛巾对关节灵活性进行练习。坐在椅子上，将一条毛巾平展地放到面前的地板上，受伤脚的脚跟放在地板上，用脚趾向坐的方向拉毛巾，当完全把毛巾拉过来后，再把毛巾平放原位，每组做5～10次，每天做两遍。为了增加做练习的难度，可在毛巾上放置适当重量的物体，如一本厚书，以增加练习时的阻力。

（4）拨篮球。一腿支撑，另一腿用前脚掌轻踩在篮球上，以踝关节为中心，脚前掌拨动篮球，使球向内做匀速转动30 s，再向外做匀速转动30 s，换腿做上述练习，尽量使球在原地转动。

（二）关节力量训练

（1）脚踝内翻训练。

长坐式（腿部伸直，坐在床上，上身略向后倾，双手为身体提供支撑）踝部内翻训练。使患者处于长坐式坐姿，将训练带缠在脚上。向内翻转健肢一侧的脚（内翻）。不要向外旋转膝部。

（2）脚踝外翻训练。

长坐式（腿部伸直，坐在床上，上身略向后倾，双手为身体提供支撑）踝部外翻训练。使患者处于长坐式坐姿，将训练带缠在脚部外侧，用另一只脚固定。向外翻转健肢一侧的脚（外翻）。不要向外旋转膝部。

（3）脚踝足背屈训练。

长坐式踝部背屈训练。让患者处于长坐式坐姿，将训练带套在脚背上。保持膝部伸展，脚部向上弯曲（脚背屈）。

（4）抬脚根练习，可对关节力量进行恢复。

①两脚平展地站在地板上，两臂自然下垂，慢慢地抬起脚跟，用脚趾站立，做这个练习，脚可用三种姿势站立：第一种姿势，两脚平行站立；第二种姿势呈内八字站立；第三种姿势呈外八字站立，每组做10 ~ 20次，每天做两遍。

②站在一个台阶上，脚跟悬空，两手放在髋部或向前伸直，脚跟向下落，再慢慢抬起脚跟，用脚趾站立，然后脚跟慢慢下落，每组做10 ~ 20次，每天做两遍。

（5）提踵走、脚跟走和脚外侧着地走。

（三）平衡训练

（1）单脚站立：目标是坚持30 s，注意做的时候的站姿，保持身体中立位。

（2）闭眼单脚站立两手扶于腰间，紧闭双目，选择站立较为容易的一条腿单腿站立；抬起的那只脚可以抬高或者放低，但不能与支撑脚接触；记录从开始到结束的时间，结束标志是支撑脚移位或者抬起的那只脚接触到地面；进行两次测试，把较长的一次时间记录下来，这期间可以变换支撑脚。

（3）站在平衡软踏上，腿伸直，挺胸抬头，重心尽量往上提，用一条腿的力量控制身体平衡，每次3～5 min，休息30 s，每天共做1～2组，每组2～3次。如果力量尚不能保证安全，可以在身旁寻求他人或扶手保护。如果力量很好完成无困难，可以手持重物完成动作或在板\垫上做0～45° 半蹲起以增加难度。

（4）平衡板训练：站在平衡板上用一条腿的力量尽可能地控制身体平衡，每次15～20转，休息30 s，每组共做2～3次，每天1～2组。

（四）身体两侧肌力不平衡的训练方法

肌力训练种类：按照不同肌力大小分；按肌力收缩不同分；按训练目的不同分。按肌力大小又可分为：①助力训练；②主动训练；③抗阻力训练；④渐进抗阻训练。按训练目的不同又可分为：①增强肌力训练；②增强肌力耐力训练；③肌力不平衡训练。

1. 以强的一侧为基准进行单侧训练

也就是说，你的右胸单侧卧推50磅[①]一组10个，那么你的左胸就要推同样重量的50磅一组10个，这种训练方法的主要目的是防止在矫正过程中强的一侧肌肉流失。但实际上一般针对弱侧很难做到和强侧一样的训练，而且一旦对目标肌肉进行充血，那么即便是训练强度略有下降也不会有太多肌肉流失，只是很难进步而已。

2. 以弱的一侧为基准进行单侧训练

与第一种刚好相反，弱侧单侧卧推30磅一组10个，强侧就要做相同的强度。这种方式一般为矫正肌群不平衡的主要方式，以弱的一侧作为起点开始练，以更好地提高弱侧，这相当于把进度拖到弱侧肌群增长的进度上面。好处主要是确保每次训练的完成度和质量，有可能会造成强侧极少量的肌肉流失，如果把握好训练节奏的话，则有利于达到平衡。

改善肌力不平衡：脊柱侧弯患者两侧肌力不平衡，可用手法、泡沫轴等放松紧张肌肉进行对称性训练，来改善功能、缓解症状、控制病情发展。

---

① 1磅=0.4536千克。

3. 躯干肌力不平衡训练方法

（1）膝跪位腹桥训练。动作要领：俯卧位，双膝着地，双臂支撑。腹肌发力抬起骨盆，控制躯干如平板一样，静力性练习。注意呼吸，避免塌腰弓背。

（2）膝跪位侧桥训练。动作要领：侧卧位，膝着地，屈髋约30°，屈膝约45°，一侧手臂支撑。侧向抬起骨盆，控制躯干如平板一样，静力性练习。注意呼吸，避免塌腰弓背。

（3）臀桥训练仰卧位，双脚着地，双臂自然放于两侧。臀部发力抬起骨盆，保持身体稳定，静力性练习。注意呼吸，避免身体晃动。

4. 上肢肌力不平衡训练

举哑铃依然是锻炼上肢力量的首选方法，最好准备两种重量不同的哑铃，较重的哑铃可以用来做有针对性的手臂力量训练，比如一组平举20个，或者一组侧举20个，每天练习6～7组。

引体向上也是非常简单实用的锻炼上肢力量的方法，可以每天计划做3～4组，每组做10～20个不等，根据自己可承受数量调节。需要注意的是，双手最好垂直挂于单杠上，做引体向上时最好下巴过单杠，尽量不要借助下身弹动的力量，而靠双臂的力量。

俯卧撑也能够锻炼上肢力量，这个不需要道具，随时随地都可以进行，有空的时候就可以随时做几个，需要注意的是地板过硬可能会伤到双掌，尽量避免粗糙的水泥地面，选择木板地、草地或者胶地。

5.下肢肌力不平衡训练方法

（1）靠墙静蹲。方法：两脚分开与肩同宽，脚尖朝向正前方，抬头挺胸保持身体直立，背靠墙壁站好，脚跟大约离开墙壁一脚长的距离。

（2）直抬腿训练：①向前直抬腿；②向后直抬腿；③向外直抬腿；④向内直抬腿。

（3）单腿蹲起：①抗阻伸膝；②抗阻屈膝。

（4）单腿训练动作：①弓步蹲；②单腿深蹲；③单腿硬拉；④单腿臀桥。单脚动作的训练特点是平衡肌肉发展。因为惯用手或惯用脚，或因为某项运动而导致单边肌肉较发达，双脚的肌肉变得不平衡。进行双脚运动时，观察是否有倾斜而施力不均的情况。此时就可透过单脚动作平衡两边肌肉的发展。

第四节 游泳运动常见损伤处理方法

一、游泳运动的常见运动损伤

游泳运动常见的损伤：蛙泳膝盖受损、鼻窦炎、耳道感染、腹痛、结膜炎、肩关节损伤、肌肉韧带拉伤，等等。

二、常见损伤后的紧急处理方法

1. 蛙泳膝关节损伤

多见于膝关节内侧副韧带的损伤。损伤时还伴有疼痛感。损伤的原因：

（1）蛙泳蹬腿时为了使小腿内侧对准水，蹬腿动作必须使膝和胫骨向外扭转，而内侧副韧带的主要功能是防止膝关节外翻和胫骨外旋，当蹬腿用力不当时，内侧副韧带承受不了这么大强度工作，引起损伤。

（2）初学者或游泳运动员，由于局部负担过重，如单一集中训练蹬蛙泳腿或蛙泳训练量过大，由于局部疲劳而令其损伤。

（3）动作技术不正确，用力不合理。

紧急处理：

如遇到膝关节韧带部分撕裂或完全撕裂，不要当场揉捏按摩膝关节，应立即将患部固定好，送往医院治疗。

2. 耳病原因及紧急处理

耳病在这里指的是因游泳而引起的外耳道感染或中耳炎，其症状是：耳部红肿发热，疼痛剧烈，严重的耳道会流脓血。出现中耳炎的，还伴有头痛、发热、恶心呕吐等症状。

耳病的原因：

（1）游泳池水体不清洁，细菌侵入外耳道或水通过咽管侵入中耳。

（2）游泳时，水灌入耳内未能及时排出，或用手指、他物挖损外耳，导致耳膜破损穿孔，细菌直接侵入外耳和中耳。

（3）上呼吸道发炎、感冒时游泳。

紧急处理：

（1）单足跳跃法：患耳向下，借用水的重力作用，使水向下从外耳道流出。

（2）外耳道清理法：用干净的细棉签轻轻探入外耳道，一旦接触到水屏障时即可把水吸出。

（3）活动外耳道法：可连续用手掌压迫耳屏或用手指牵拉耳廓；或反复地做张口动作，活动颞颌关节，均可使外耳道皮肤不断上下左右活动或改变水屏障稳定性和压力的平稳，使水向外从外耳道流出。

3. 鼻窦炎原因及紧急处理

鼻窦是指鼻腔两侧的颅骨和面骨内四对含气空腔的总腔，分别依其所在的颅骨命名为上颌窦、筛窦、额窦和蝶窦。因其开口与鼻腔相近，鼻窦的黏膜与鼻腔相近，在游泳时，如果呛水，就有可能把水带入鼻窦，如水质不良，就可引起炎症。其症状是鼻梁两侧上部疼痛，鼻流清水，严重时流脓鼻涕等炎性分泌物。

鼻窦炎的原因：

鼻窦炎产生的主要原因是游泳时呼吸不正确，鼻冲水或呛水时带入的细菌侵入鼻内，在身体抵抗力弱的情况下引起此病。

紧急处理：

按摩迎香穴、鼻通穴；掌握正确的擤鼻涕方法：用手指压住一侧鼻孔，稍用力向外擤，对侧鼻孔的鼻涕即被擤出。用同法，再擤另一侧，或者将手帕、卫生纸放在鼻孔前，用手轻轻扶放在鼻两侧，用力将鼻涕向外擤出也可，用盐水洗洗鼻子，帮助减少化学成分对鼻黏膜的损伤，从而减少致敏原在鼻腔的驻留。

4. 腹痛的原因及紧急处理

有些游泳爱好者在游泳时会出现剧烈的腹痛现象，一般来说，如是胃肠痉挛，疼痛部位是在脐周围，如是肠痉挛，疼痛的部位是在左下腹部。

腹痛的原因：游泳时吃得太饱或水喝得过多；下水前吃了过多难消化的食物；腹部着凉，刺激了肠内蛔虫；运动前准备活动不充分；游泳时呼吸节奏紊乱等原因。

紧急处理：如在水中发生腹痛，要减慢游水速度，注意呼吸节奏，游到池边立即上岸，然后按住疼痛部位，做几次深呼吸，疼痛就会减轻，甚至消失。如果继续疼痛或疼痛加剧，要送医院治疗。

5. 游泳性结膜炎紧急处理

游泳性结膜炎，医学上称“急性结膜炎”，俗称红眼病，多在游泳时被感染，故叫“游泳性眼结膜炎”，症状是眼发红、刺痒、结膜充血且持续不退，并有怕光、流泪和眼屎增多等症状。

预防措施是加强池水消毒，池水中的氯含量要控制在规定的指标范围内。

禁止患红眼病的人下水游泳，以免感染他人。游泳者戴上泳镜游泳，既可预防被细菌感染，又可保护眼睛免受氯气侵害。游泳上岸后，最好再滴一两次氯霉素眼药水预防。

三、游泳运动损伤的预防措施

很多游泳者，在游泳过程中，一不小心就会出现运动损伤，因此，很有必要了解一些常见的损伤情况，并有效预防或治疗，使游泳锻炼更有效果，更加科学，这里主要列出几种常见的损伤情况。

（一）预防膝盖损伤

预防措施：

加强下肢力量训练，特别要加强大腿内收肌群的力量。训练前做好充分的准备活动，如膝绕环下蹲左右侧压腿等练习，还可用手按摩膝部或用水按摩膝部。

在蛙泳训练中比重要恰当，不要过分集中在单一蹬腿动作上，以防止局部疲劳而引起损伤。

发现膝关节损伤后，应减少运动量，或停止训练或改变泳式，等到伤愈后再训练，严重者要就医治疗。

（二）预防肌肉韧带拉伤

一些游泳者在游泳活动后，会产生关节部位肿胀和疼痛的现象，并在用力时感到使不上劲，这有可能是肌肉韧带拉伤了。

（1）拉伤的原因：未充分做好运动前的准备活动，就进行较大强度的长时间游泳，使肌肉韧带承受不了超负荷的游泳。学习游泳时的错误动作也会造成肌肉韧带拉伤。

（2）预防措施：在游泳活动前，应充分做好运动前的准备活动，尤其是肩肘关节、膝关节和腿部，直到感到发热为止。加强关节的柔韧性练习、肌肉的力量练习，动作要正确，用力不要过猛。

（三）预防肌肉痉挛

肌肉痉挛（俗名抽筋）是肌肉不自主地强制收缩。游泳时，特别是冬泳时身体各部位肌肉都有可能发生抽筋，最易发生肌肉痉挛的部位有大腿、小腿，其次是手指、上肢、颈部，有时胃部和腹部也可能发生肌肉痉挛现象。

人在水中如果发生了痉挛，就会出现局部肌肉剧痛，肌肉僵硬，动弹不得，使手脚不听使唤，整个动作失调，极易发生呛水和溺水事故。有资料表明，84.7%的游泳溺水事故是因身体肌肉发生抽筋所致，以致许多游泳爱好者望水却步。

1. 原因

根据调查研究发现，出现肌肉痉挛有以下几个方面：

（1）下水前未做或未做好准备活动。

（2）精神过于紧张，动作不协调。

（3）水温过低或突然遇到冷水刺激，身体不注意保暖。

（4）游泳时间过长，运动量过大，身体过于疲劳。

（5）天气炎热，下水前出汗过多，体内水分和盐分消耗过多。

2. 预防和处理

（1）准备活动充分，消除紧张心理。

（2）增加体内热量，出汗过多时应补充适当的盐分。

（3）控制在水中活动时间。

（4）饭后或剧烈运动后不宜立即游泳。

（四）官能损伤

调查中发现87%的人的耳、鼻、喉、眼这些器官都在游泳过程中出现过不适或病理性症状。

1. 原因

在剧烈运动时，机体处于应激状态，中枢神经系统兴奋，血压升高，心跳加快，呼吸加强加快，肺通气量增加，除肌肉骨骼血管外，其他脏器血管收缩，这时耳、鼻、喉部位血管反射性痉挛，血供减少，造成缺血、缺氧，加之个别游泳姿势（蛙泳等）易使水侵入黏膜，而游泳时呼吸量大大超出平静时呼吸量，紧张时过滤器的作用会受到破坏，凉水刺激使黏膜的营养不良，均可削弱黏膜的抗病能力，使鼻呼吸功能失调。长期鼻功能失调与用口呼吸，会造成咽、喉、鼻部的炎症。

除上述各种因素外，水的压力、外耳道积水处理不当，易致鼓膜穿孔，对中耳及内耳耳蜗、迷路（内耳的器官）等前庭器官损伤而引起听觉及平衡觉障碍。

另外，目前我国大部分泳池的水处理不达标，泳者长期处在余氯超标、湿度较大的运动环境中，其呼吸系统长期受刺激，引起鼻发痒、鼻阻塞等，咽喉、眼睛受刺激时也会导致红肿现象，遗憾的是，被调查市民极少重视这种情况。

2. 预防和控制

禁止在水入耳后挖耳或游泳后用力擤鼻，以避免不洁水入耳与鼻窦，造成黏膜损伤。在个人预防方面，应即病即诊。

（五）肩关节劳损

1. 原因及危害

准备活动不足，在游泳运动前，忽视肩关节的准备活动，因而在游泳中动作僵硬、不协调而导致损伤。技术动作不规范，错误的划水动作，违反了机体形态结构特点和物理学原理而导致损伤。长时间采用单一的强度较大的蹬腿或划水动作使得局部负担过大，以及有时的动作速度过快、用力过猛均能导致肩关节损伤。特别是大众健身中的游泳爱好者往往忽略了锻炼后的放松，造成肌肉疲劳积累，肌肉僵硬，长此以往造成肩关节损伤。

2. 预防措施

在游泳开始前要做一下“热身”活动，即缓慢、有控制地做上臂旋转动作，可以帮助拉伸和锻炼肩袖肌肉，能有效预防肩袖损伤。在游泳运动中，运动者要关注自身，即有意识地“感受”自己的肩部反应；一旦有疼痛和其他不良感觉，即应引起注意以及停止运动。

第五节　羽毛球运动常见损伤处理方法

一、羽毛球运动常见的运动损伤

1. 肘关节内外侧软组织损伤

在羽毛球运动中，其发生率占总损伤的6%左右（内侧高于外侧）。肘关节内侧软组织损伤最常见的原因是：羽毛球正手扣杀或击球过程中出现错误的技术动作，特别是在上臂外展，肘关节屈曲90°，肘部低于肩部时，进行羽毛球扣杀动作，则最易致伤。其次是突然或猛烈地做前臂旋前和屈腕的主动收缩或肘关节爆发或过伸，使肌肉和韧带不能适应和承担该动作的力学要求；其他如局部负荷过度、局部受到过度的牵扯或出现疲劳，准备活动不充分，如正手回击和扣杀时，羽毛球拍的反作用力或进行击球时所致的肘关节爆发或过伸，或者如做抽球、扣杀动作时所要求的屈腕动作。而肘关节外侧软组织损伤的原因主要是反拍扣杀，抽打训练过多，肌肉性能差，准备活动不充分，局部存有滑囊等因素所致，损伤原理为伸手肌群突然收缩，使肌肉或关节囊韧带受到剧烈牵拉或因经常做前臂的旋后或伸腕动作，深层组织反复摩擦，挤压造成局部劳损性病变，滑囊的过分刺激而引起。

2. 三角纤维软骨盘损伤

三角纤维软骨盘是使桡尺骨远端紧密连结的主要结构，在羽毛球运动的腕部损伤中，它的发生率占整个羽毛球运动损伤的3%左右。

在羽毛球运动中，腕部三角纤维软骨盘损伤的发生，绝大多数是由于慢性损伤或劳损所致。主要是因练习中前臂和腕部反复的旋转负荷过度，是软骨盘长期受到碾磨或牵扯，以及桡尺远侧关节受到过度的剪力作用而引起的。而准备活动不充分，握拍或击球技术存在问题，前臂与腕关节柔韧素质较差等，也是造成损伤的一些原因。而急性损伤大多是因摔倒时手撑地而引起。该损伤的原理是由于前臂极度旋转时，会使尺桡骨的远端趋向分离，三角纤维软骨盘会被拉紧、扭动。如果旋转力或剪力作用过大，就会使三角纤维软骨盘的附着处撕断或分离，甚至使软骨盘本身撕裂，而桡尺远侧关节间亦会产生不同程度的扭伤、分离或脱位，在羽毛球运动过程中，握拍手的前臂与腕部，在完成各种击球级技术动作时，往往需要处在上述力学作用的状态下，因为三角纤维软骨和桡尺远侧关节受损机会是很多的。

3. 肩袖损伤

在从事羽毛球活动过程中，极易发生肩部软组织损伤，其中又以肩袖损伤最为常见，约占肩部损伤的80%。而肩袖损伤占整个羽毛球运动损伤的14%左右。

肩袖损伤的发生，一部分伤者是因一次急性损伤而引起的，以后由于未及时、合理、彻底地治疗而继续受损，以至逐渐转变为慢性损伤；一些伤者可无明显外伤史，是因局部负荷过度，肩袖肌腱受到多次、反复的磨研或牵扯，使其微细损伤，逐渐劳损和退行性变而引起。另外，技术动作存在问题或有错误，准备活动不充分，肩部肌肉差，肩关节柔韧性不佳等因素也是促成肩袖损伤的一些因素。肩关节再外展，尤其是带着内旋的情况下，使肩袖肌腱，特别是冈上肌肌腱不断与肩峰摩擦（如大力扣杀或绕头顶扣杀及滑板等），而当肩关节外展60° ~120° 时，摩擦最厉害。这是因为，在这个活动范围内，主要由于冈上肌收缩，将肱骨向肩胛骨靠拢固定，使肱骨大结节与肩峰最靠近，所以使冈上肌与肩峰摩擦最厉害。而当超过120° 后，肩胛骨亦随之转动，使两者距离加宽，肌腱受摩擦也就消除。

4. 腰部损伤

此伤系指腰（臀）部肌肉、筋膜、韧带或椎间关节等软组织损伤，俗称“腰肌劳损”。在羽毛球运动中患有慢性腰痛者，大多属于此病（占60%以上），占整个羽毛球运动损伤的11%左右。

在球员中，大多是由于疲劳积累、局部劳损或慢性细微损伤而逐渐形成的。而腰部活动过于频繁，负荷过大或过于集中，像突然爆发用力超越了躯干一时所能承受的能力，所做动作超越了脊柱的功能范围，再加上肌肉力量差（如起跳扣杀时，过分伸脊柱动作或左右跨步，前后移动回球时，过分扭转躯干等），便容易造成急性损伤，而腰部损伤后，如未及时、彻底治愈，训练时又不注意自我保护，则容易使急性损伤逐渐转化成慢性损伤。

5. 髌骨劳损

髌骨劳损在羽毛球运动中的发生率极高，是膝关节部极为常见的一种损伤，占整个羽毛球运动损伤的13%左右，在羽毛球膝关节损伤中约75%的伤者属于这一类，并有半数伤者波及两侧肢体。

髌骨劳损的发生原因除少数病例是由于一次性的膝部损伤，如受到猛烈撞击（摔倒、膝跪地等）或膝关节扭伤等引起外，绝大多数伤者是由膝关节在半蹲位状态下活动频繁，负荷过度，而使髌骨关节软骨面受到超量负荷、反复磨擦，或细微损伤而造成。因而练习不科学、不合理，过多或过于集中地进行膝关节半蹲位姿势下，发力蹬跨、蹬跳、变向等练习，伤病停止练习后突然增加膝关节负荷或专项练习，是造成膝关节损伤最常见的原因。另外，准备活动不充分，膝关节附近肌肉力量差，平时不注意保护膝关节，则更易诱发此类损伤。其原理是：膝关节处于半蹲位时，关节的稳定性下降，而股四头肌包绕髌骨的腱膜与韧带承受的拉力牵张和髌骨、股骨相应的关节软骨面上所承受的应力都明显增加。再者，膝关节处于半蹲位活动时，如滑步、转体移动、蹬跨起跳等，都会使髌骨软骨面承受更大的应力和较大的磨擦力，这些力如超过了组织的生理负荷，就会造成局部组织细胞的损害与破坏，从而引起一系列的病理变化。

6. 踝关节损伤

踝关节损伤主要是踝关节外侧韧带损伤，占足部损伤的1/3以上。

当羽毛球队员在比赛场上不停地上下、左右跨步地移动或前后跳起扣杀时，由于脚着地时，身体重心不稳或偏向一侧，常使足的前外侧先着地。所以足在跖屈内翻位扭伤外侧副韧带最常见。

二、常见损伤后的紧急处理与康复方法

（一）手腕关节损伤急性处理及康复处理

羽毛球大部分的动作都需要手腕的运动和发力，腕关节损伤占有的比例是55%。腕关节损伤有急性和慢性之分，大多数是慢性患者，症状是击球发力时手腕无力或疼痛。这是由于在击球时手腕有基本的背伸、背屈、旋前、旋后的动作，手腕在旋前的前提下由伸腕快速变为屈腕，对手腕部薄弱的三角软骨盘带来了很大的压力。劳损的形成是因运动过程中前臂和腕部反复的旋转负荷过度，使软骨盘长期受到拉扯和磨损，进而形成慢性疲劳损伤。

手腕发生损伤后应该及时停止运动，进行紧急处理。急性损伤时要立刻采取冷敷固定，及时送往医院进行检查。伤势较轻者冷敷的同时喷洒活血化

瘀的药物。

康复时期采用康复治疗技术中的关节松动术进行治疗，配合理疗达到更好的治疗效果。待到手腕伤情稳定后，进行手腕功能训练，恢复手腕正常功能。

（二）肘关节损伤急性处理及康复处理

“网球肘”是包括羽毛球在内的持球拍运动中最常见的肘关节损伤，是由于长期在较大爆发力的作用下不断伸屈腕与旋臂造成腕部、肘部肌腱纤维的劳损，进而引起小臂的疼痛与力量减退。羽毛球的鞭打动作就是在强大爆发力作用下不断重复小臂的内外旋与手腕的屈伸，所以“网球肘”在羽毛球运动中是比较常见的肘关节损伤。

对于急性的损伤，建议用冷敷的方法。对伤势过重者应考虑进行手术治疗。在伤后2～3周时要注意进行保守治疗，减少对伤势加重的任何活动。在训练的时候要佩戴护肘或弹力绷带。在康复期间可以采用运动疗法，另外配合理疗（中频电疗法、红外线疗法等）、中医针灸等加强治疗效果。

（三）肩关节损伤急性处理及康复处理

肩关节损伤中，肩袖损伤是最为常见的受伤形式。肩袖主要起到了韧带的作用，使大臂外展时肌肉进行牵拉，并使肱骨头与关节盂不会因为运动造成过度的分离，保持肱骨头与关节盂支点关节的正常。羽毛球运动中最常用的技术就是肩部外展的同时肩关节后引，胸部扩展。长期做这个动作，使得组成肩轴的四块小肌肉（肩胛下肌、冈上肌、冈下肌、小圆肌）长期处于离心性超负荷状态，加之动作不规范很容易造成磨损和受伤。

出现损伤后应及时停止运动，并适当冷敷。伤后可采取的保守治疗像理疗（经皮神经电刺激、红外线疗法、干扰电疗法等）、中医针灸按摩时，可以外敷一些活血化瘀的药膏，均能取得较好的效果。在伤势没有好转之前要注意多加休息，不要做一些肩关节活动范围较大的动作。在肩关节疼痛时可慢慢开始练习肩关节的绕环及旋转活动，以防止因为疼痛制动造成的肩关节的粘连。可以采用运动疗法对肩关节的肌力柔韧性进行训练，以达到尽快恢复的目的。

（四）膝关节损伤急性处理及康复处理

膝关节损伤在羽毛球伤病中占的比例最高。主要是因为羽毛球运动的技术要求就是瞬间的爆发力与耐力，运动中会反复出现快速的变向、蹬转、膝关节的屈伸、跳跃等，而此时处于半蹲位的准备姿势，该体位下膝关节稳定有所下降，在暴发力发生时由于技术动作的错误或者不协调、用力过度以及心理的过度紧张很容易造成膝关节的损伤，同时半月板也承受巨大的压力而造成半月板细胞组织的损害与破坏，导致膝盖部位的慢性损伤，同时过度劳累容易引发膝关节的急性损伤。

受伤后应该及时停止运动，在急性期时可以采用冰敷的方法，喷涂一些药品。在24小时后进行热敷。如果情况很严重时可以去医院就诊。

慢性的膝盖损伤可以采用理疗、针灸的方式进行康复。待膝盖的情况好转就可以加强对股四头肌的训练，以达到强健膝盖的作用。康复训练采用的方法有负重深蹲、半蹲墙根、单腿下蹲、手持哑铃弓步前行、单腿站、等速仪器训练等。

三、羽毛球运动损伤的预防措施

（1）增强保护意识。要学会各项运动中的安全保护措施，掌握自我保护和相互保护的操作技巧。

（2）运动前应热身。即运动前的准备活动要充分，因为没有预热的运动最容易引起损伤。运动前应先舒展四肢，活动躯体、转颈、旋肩、弯腰、弓背、压腿、扭胯、曲膝、绕踝以及适当的慢跑都是不可缺少的，这样才能让周身的血液循环活跃起来，以满足运动时各个部位的血液供应，确保有氧运动占主导地位。另外，准备活动还能提升神经系统的兴奋性和灵活性，以确保运动中协调平衡的能力，可有效减少缺氧性、失衡性损伤。

（3）保护特殊部位。运动损伤以腕、膝、踝部损伤最为普遍，在运动过程中应尤其注意保护这些部位，必要时应该准备护腕、护膝、宽腰带等。

（4）防止“急刹车”。激烈运动中不要急刹车，比如长跑时，下肢肌肉收缩挤压血管使血液回流，将血液送回心脏，一旦运动突然停止，腿部肌肉放松，失去挤压能力，因为地心引力的作用，致使回心血液量减少，可导致“重力虚脱”，具体表现为恶心、呕吐、面色苍白、出冷汗等，严重时可导致晕倒。另外，剧烈运动时，人体各器官均处于应激状态，肾上腺分泌大量的肾上腺素，使人心率异常加快、血压急剧上升。若运动骤停，则机体肾上腺素的消耗减少，致使其在血中含量剧增，可以引发心动过速甚至心室纤颤而致命。因此，剧烈运动后不要“急刹车”，应该缓慢减速再停下来。

（5）严格运动秩序。运动损伤往往发生在没有秩序的混乱状态中。在羽毛球运动中容易发生的急性损伤有：膝关节损伤，腰肌扭伤，跟腱断裂，踝关节扭伤，大腿肌肉拉伤。最容易受伤的是手腕处，受伤患病率为36.37%，其次是肩袖和踝关节处，受伤患病率分别为31.74%和27.38%。而在专业运动员中，最容易受伤的部位则是踝部和足部，这是由于专业运动员在训练中的运动量过大而引起的。在羽毛球大众健身爱好者中，手腕和肩袖处容易损伤的主要原因是他们在打球时技术动作不够规范。在重复受伤的人中，相对于同一类型的伤病发生率最高的是膝关节损伤。其次，腰肌、肘部、手腕和肩袖处都容易造成重复受伤。发生跟腱断裂的人数虽然不多，但重复受伤率达到了50%，因此，在运动中也要注意这一种伤病的预防。

第六节 篮球运动常见损伤处理方法

一、篮球运动的常见运动损伤

（一）踝关节扭伤

在运动中，由于场地不平，以及跳起落地时身体失去平衡或过度疲劳等原因，使踝关节发生过度内翻（旋后），引起外侧韧带的过度牵扯、部分断裂或完全断裂。扭伤后踝部关节外侧、踝尖前下方疼痛，走路和活动关节时最明显，会局部肿痛。肿痛迅速出现，皮下可见瘀血。因组织断裂，关节积血或撕裂的韧带嵌入关节内，使行走疼痛，出现跛行。局部明显压痛。压痛多在外踝前下方，则是单纯韧带损伤；压痛多在外踝或踝尖部，则可诊断是否有撕脱骨折。握住患肢前足，使足被动内翻，在踝关节外侧的损伤部位出现疼痛，即内翻痛。如内翻运动超出正常范围，外侧关节间隙增宽，距骨在两踝之间旋转角度增大，表示外侧韧带完全断裂。

（二）膝半月板损伤

在篮球运动中，由于落地不稳、转身跳起、跨步移动、进攻受阻等技术方面的问题，膝部负荷过大、过于集中或膝关节周围各肌肉群力量发展不均衡、膝关节稳定性差等原因易造成膝半月板损伤，是膝关节较常见的运动损伤之一。其急性伤多为间接外力引起。半月板损伤多有并发损伤，如内侧副韧带断裂、十字韧带断裂、滑膜和关节囊损伤等。

伤后剧痛，呈牵扯样、撕裂样持续痛。其疼痛特点是早期范围大，随病情发展而缩小并逐渐集中在局部，因而临床表现为疼痛剧烈，痛点集中。出现伤后膝关节屈伸活动严重受限的功能障碍。半月板损伤后的异常活动刺激滑膜，久之，出现无菌性炎症反应，使分泌增多，渗出增加，造成关节内积液、积血，出现瘀血和肿胀。膝伤后，出现做膝屈伸活动时突觉有异物“卡”住而不能活动的绞锁现象。多数人经主动或被动活动后可自行“解锁”。膝关节活动时有关节响声，这是由于半月板破裂后，当膝关节活动时股骨与距骨彼此间摩擦、弹动而产生的，可发生在一定角度上。

（三）膝内侧副韧带损伤

在篮球运动中，由于场地、技术（如跳起投篮、抢篮板球后落地姿势不佳，或在运球突破时，遭防守队员阻挡，使膝关节出现强迫“外翻”，造成膝内侧副韧带损伤）、关节稳定性、身体机能状况不佳、准备活动不足、对抗能力与自我保护能力差等原因，会导致小腿突然内收内旋，或小腿与足固定、大腿突然外展外旋，造成膝关节内翻，引起外侧副韧带损伤。

伤后出现一时痉挛性疼痛。膝内侧压痛、肿胀、皮下瘀血、小腿外展或膝伸时疼痛与功能障碍。关节内积血是严重的联合损伤信号，意味着关节内韧带损伤，半月板可能撕裂。

（四）大腿后部屈肌拉伤

在跳起上篮、跳起拦截或蹬跨移动等动作中，使肌肉主动收缩或被动拉长而超出其所能承担的能力时，可引起大腿部肌肉的急性拉伤。准备活动不充分、不当地使用暴力、疲劳或负荷过度、技术动作有缺点、气温过低、场地不良是常见的致伤原因。该肌群训练不足，肌肉弹性、伸展性差，肌力弱是发生损伤的内在因素。肌肉拉伤轻者，可仅有少许肌纤维撕裂或肌膜破裂；重者，可造成肌肉大部或完全断裂。

拉伤后会出现局部疼痛，伴有肌肉紧张、僵硬，肿胀处可伴有瘀血。令患者做肌肉主动收缩被动牵伸动作时，局部明显压痛，受伤肢体功能障碍。

发生肌肉断裂者，在肌肉断裂处可触摸到凹陷或出现一端异常膨大，或呈“双峰”畸形。

（五）股四头肌损伤

股四头肌是全身最大的肌肉，位于大腿的前面和外侧的皮下。在篮球运动中，在攻守双方队员对抗、身体相互碰撞或运动员奔跑中与场地周围障碍物碰撞时常会导致股四头肌挫伤。股四头肌挫伤是由外力冲撞所致，属于直接暴力作用于人体所造成的肌肉组织挫伤，往往伤后第二天早晨才发现明显肿胀，约48小时后症状才趋稳定。严重的股四头肌挫伤，常可继发骨化性肌炎。

股四头肌挫伤后，出现不同程度的红、肿、热、痛与功能障碍。轻度挫伤时，压痛较明显，活动受局限，膝关节可以屈至90° 位，出现轻度跛行。中度挫伤时，局部明显肿胀，可以触到肿块，膝关节不能屈曲到90° 位，患者跛行，上楼或起立时都疼痛。重度挫伤时，广泛肿胀，摸不出股四头肌的轮廓，膝关节不能屈至135° 位，患者明显跛行，只有使用拐杖才能走路，有时膝关节有积液。

（六）腰部肌肉筋膜炎（腰肌劳损）

腰肌筋膜炎，其病理改变是多种多样的，包括神经、筋膜、肌肉、血管、脂肪及肌腱的附着区等不同组织的变化。一般多因急性扭伤腰部后，治疗不彻底即参加运动，逐渐劳损所致。另外，锻炼中出汗受凉也是重要成因之一。

有局部酸疼发沉等自发性疼痛，最常见的疼痛部位是腰椎3、4、5两侧骶棘肌鞘部，不少患者同时感觉有疼麻放射到臀部或大腿外侧。疼痛于坐站较久或走路多时加重，清晨3～4点钟时加重，更换体位、按摩或扣打可减轻症状。大部分伤者尚能坚持中小运动量的锻炼，往往表现为练习前后疼痛。在脊柱活动中，特别是前屈时常在某一角度内出现腰痛。腰背痛的局部可有硬结，或骶棘肌痉挛。一般患者腰背部均可触到明显的压痛点，有的还有放射痛。

（七）面部损伤

篮球比赛中，在争球、上篮、抢篮板球等情况时，常易造成被他人用头、肘顶撞而挫伤，甚至眉区裂伤等面部损伤。凡挫伤，局部有轻度肿胀，且逐渐加重。若眼眶挫伤、眉区裂伤，伤后2～3天肿胀明显，眼裂变小，甚至闭目不易睁开。

（八）手指挫伤

在篮球运动中，由于准备活动不足或自我保护能力差等原因，手指向侧方偏曲或过伸性扭伤时常常引起韧带损伤、关节囊撕裂，严重者可产生关节脱位。手指挫伤是篮球运动常见的损伤。

手指挫伤会出现手指关节肿胀明显，且经久不易消失。若韧带撕裂，则其撕裂处必定疼痛及肿胀严重。关节囊前壁或腱板断裂者，关节背伸范围加大。如有撕脱骨片，活动时常有轻的骨摩擦音。

二、常见损伤后的紧急处理方法

（一）踝关节扭伤

紧急处理方法：

（1）在现场急救时，立即用拇指压迫痛点止血，同时做强迫内翻试验，检查韧带是否完全断裂，并立即给予冷敷，局部加压包扎，休息时应抬高患肢。

（2）较轻的韧带拉伤以黏膏支持带固定，并以弹力绷带包扎后，应立即敦促其活动，必要时可于第二日外敷止血、活血化瘀的药物，但一般认为用支持带及早期活动是最好的方法。

（3）较重的外侧韧带拉伤，肿胀及肌肉痉挛较明显。消除肿胀是首先应考虑的问题，且压迫包扎非常重要。24 h以后，根据伤情可选用新伤药外敷、理疗、针灸、按摩、药物痛点注射及支持带固定等，并应及早锻炼踝关节功能。

（4）对严重的韧带撕裂，应及时送医院治疗。

（二）膝半月板损伤

紧急处理方法：

（1）对急性损伤者，早期处理是局部冷敷，用厚棉花垫于膝部做加压包扎固定和抬高伤肢。

（2）24 h后，若出血停止，则可进行热敷、理疗、按摩等，或外敷消肿、散瘀的中药。

（3）若关节肿胀剧烈（尤其是关节积血），应及早去医院做关节穿刺，抽取积血和积液。

（4）如确诊有半月板撕裂，尤其是经常发生关节交锁现象的患者还是以手术切除为好。

（三）膝内侧副韧带损伤

紧急处理方法：

（1）现场立即冷敷、加压包扎、制动，减少出血、止痛，以避免并发症。

（2）伤后24 h左右可视伤情采取中药外敷或内服、按摩、理疗、康复训练等手段，促进淋巴和血液循环，加速渗出液和积血的吸收。

（3）膝内侧副韧带不完全断裂的早期治疗，主要是防止创伤部位继续出血，并适当固定。

（4）膝内侧副韧带完全断裂最好的治疗方法是手术缝合。

（四）大腿后部屈肌拉伤

紧急处理方法：

（1）肌肉细微损伤或伴有少量肌纤维撕裂者，伤后应立即给予冷敷，局部加压包扎，休息时应抬高患肢。

（2）24～48 h后可开始理疗和按摩，按摩时手法宜轻柔，伤部仅能做些轻推摩，伤部周围可做揉、捏、搓等，同时配合点压穴位（宜取伤周穴位）。

（3）如肌肉大部或完全断裂者，在局部加压包扎并适当固定患肢后，应立即送往医院诊治。

（五）股四头肌损伤

紧急处理方法：

（1）伤后立即冷敷，加压包扎，抬高伤肢，令患者休息，以减少出血和肿胀，切忌按摩、热疗和膝关节的屈伸活动。

（2）症状较轻的伤员在24 h后或症状较重的伤员在48 h后，可做股四头肌的“抽动”活动，也可以外敷清热、消炎止痛的中草药。

（六）腰部肌肉筋膜炎（腰肌劳损）

紧急处理方法：

可采用理疗、按摩、针灸、封闭、口服药物、用保护带（围腰）及加强背肌练习等非手术治疗手段；对顽固病例可手术治疗。

（七）面部损伤

紧急处理方法：

（1）凡挫伤，24 h内局部冷敷，24 h后热敷，促进消肿和皮下瘀斑的吸收。

（2）凡裂伤，伤后6 h内清创缝合，伤后24 h内用破伤风抗菌素，预防破伤风杆菌感染。

（3）骨折、牙齿断裂者，需去专科医院诊治。

（八）手指挫伤

紧急处理方法：

单纯关节扭挫伤，可48 h后开始屈伸活动，并避免再伤。

三、常见篮球运动损伤康复方法

（一）踝关节扭伤

康复运动处方：

（1）初期小范围踝关节环绕训练，在无痛的范围内完成踝关节的全方向活动（趾屈、背屈、内翻、外翻、环转）。

（2）小腿肌肉力量训练，具体方法如下：

①抗阻足外翻。患者取坐位，使用弹力带（或皮筋、脚踝训练带）套住双脚，患侧踝关节用力外翻，重复15次，休息30 s，共做4～6组，每天1～2次。

②抗阻足内翻。姿势同抗阻足外翻，使用弹力带（或皮筋、脚踝训练带）于远端固定，用力内翻，数量与要求同抗阻足外翻。

③抗阻背屈。患者取坐位，膝关节伸直，使用弹力带（或皮筋、脚踝训练带）套于脚上，另一端固定在墙角或桌角，抗阻用力做背屈动作从趾屈位尽量用力做到背屈位，稍作停顿（停顿约1 s后），缓慢放松肌肉，重复20次，休息30 s，共做4～6组，每天1～2次。

④抗阻趾屈。姿势同抗背屈，使用弹力带（或皮筋、脚踝训练带）套于脚上，另一端固定握在手中，抗阻用力做趾屈动作从背屈位尽量用力做到趾屈位，稍作停顿（停顿约1s后），缓慢放松肌肉，数量与要求同抗阻足外翻。

⑤平衡功能训练。患者取站位，站于平衡软垫上方，腿伸直，抬头挺胸，躯体重心尽量上提，用患侧单足尽量控制平衡，每次3～5min，休息30 s，共做2～3组，每天1～2次。如患者力量不足，存在跌倒风险，可寻求家属或治疗师或扶手的保护。如患者力量完好，则可以通过手持重物或增加软垫柔软程度以增加难度。

（二）腰部肌肉筋膜炎（腰肌劳损）

康复运动处方：

（1）拉伸练习1

髋外展肌肉拉伸：靠墙站姿，将患肢靠近墙。患肢放于健肢后侧，躯干向墙壁倾斜，这样患侧的髋部处于外展姿势。保持这个姿势15 s，重复4～5次。

（2）拉伸练习2

髂胫束放松技巧：侧卧，泡沫轴放在大腿中部，髂胫束受压。应该感到受压部位酸痛。保持这个姿势几分钟直到酸痛减少，重复3～4次。压向泡沫轴的压力由患者自己控制。如果重复1～2次后酸痛降低，即可增大压力直到进行3～4次时有同样的感觉。髋外展肌肉的力量训练同样重要。强壮的髋外展肌肉可以避免在站立阶段髋部过度内收，帮助减少在跑步时髂胫束的压力。

（3）力量训练1

侧卧直腿上摆腿，下侧的腿保持稳定。头部可以用自己的手或枕头支持。进行3组，每组重复15次。

（4）力量训练2

侧桥直腿上摆，保持骨盆中立，头部可以用自己的手或枕头支持。进行3组，每组重复15次。

（5）力量训练3

站姿侧抬腿，可以在大腿上套弹力带或者在脚踝上绑沙袋增加抗阻。进行3组，每组重复15次。

四、篮球运动损伤的预防措施

（一）踝关节损伤的预防

（1）重视踝关节周围肌肉力量和关节协调训练，如负重起跳、跳绳等练习，使踝关节周围肌肉、韧带得到锻炼，增强踝关节的力量以及平衡和协调能力。

（2）掌握起跳后落地的正确动作，在跳起下落时，有意识地将左右脚外展成30° ～60° 角，尽量使双脚全脚掌同时着地。这样可对限制踝关节活动范围起到稳定作用。

（3）养成良好的习惯，在训练和比赛前，首先做好准备活动，使全身各部位充分活动开来，尤其是踝关节。

（4）加强自我保护意识，如遇到跳起落地时感到不稳，应迅速地减力缓冲，不要强行站立，甚至可以利用滚翻来减力。

（二）掌指关节操作预防

这类损伤在篮球训练和比赛当中较常见，大多数是因为准备活动不充分，手指间韧带和关节未活动、接球动作不规范、受到球的撞击而受伤，轻则挫伤，重则很可能造成骨折，两点可采用：

（1）准备活动充分，手掌、掌指各关节韧带都要得到充分牵拉。

（2）注意规范接球动作，双手或单手接球时自然外展，自然张开，尤其是拇指应向上而不是向来球方向。

（三）膝关节损伤的预防

膝关节的损伤不论对运动员或是业余爱好者来说影响是较大的。在膝关节损伤的人员中，他们的具体损伤情况是内侧副韧带、外侧副韧带、十字韧带半月板、髌骨劳损和骨折。

膝关节损伤预防：

（1）在练习、训练、赛前，充分做好准备活动，使膝关节运动灵活而协调，使韧带、肌肉充分伸展，加大柔韧性。

（2）加强对膝关节功能锻炼，加强股四头肌、小腿三头肌的肌力训练，加强对髌骨周缘腱上装置适度的牵力训练。

（3）合理安排训练负荷，不能在过度疲劳的情况下继续练习。

（4）加强自我保护意识，更禁止使用粗暴动作。

（四）其他篮球运动损伤分析

除了以上损伤外，中学生篮球运动时所受的其他损伤大都是受到他人的身体冲撞而致，可加强身体素质练习，加强上下肢、腰腹背部力量的练习从而减少损伤，同时也要注意在练习中加强身体对抗的能力，增强自我保护意识。

第七节 乒乓球运动常见损伤处理方法

一、乒乓球运动的常见运动损伤

（一）腕部损伤

腕部主要由八块形状各异的短骨构成，鉴于这个解剖特点，我们手腕才可以做出如此灵活的各种动作，也正是因为小骨多，这也是容易导致腕部损伤的主要原因之一。手腕的活动范围较小，当击球时，整个手臂起到速度杠杆的作用，手腕快速做出内旋外展动作，如果腕关节灵活性不好或腕关节力量较差则容易发生运动损伤。

（二）腰部损伤

乒乓球运动损伤以腰骶部为最多，占全部病例的1/3还多。在乒乓球运动中，人体始终要保持上体前倾的状态，这时，腰骶肌也长时间处于收缩紧张状态，致使局部过度疲劳，以致积劳成疾。在乒乓球运动中，几乎每一次击球，都离不开转腰这个动作，腰部活动以大肌肉群为主，如果准备活动不充分，大肌肉群的惰性尚未克服，也是造成腰部运动损伤的一个重要原因。

（三）膝关节损伤

据统计，在各类损伤中，膝关节的损伤比率占30%以上，由于在打球过程中，膝关节始终处于半屈曲位，关节周围韧带处于紧张和牵拉状态。如果运动前，膝关节没有进行适应性（或顺应性）训练，在突然过度牵伸时，就容易造成膝关节内外两侧副韧带损伤。另外，膝关节损伤和运动员的打法有关，拉攻型和削球型打法的，下肢的活动范围大、幅度大且速度快，造成膝关节负担过重，容易造成损伤。因此，要根据个人情况调整打法类型，也可以加强膝关节的锻炼以减少损伤发生，如通过蹲马步来加强股四头肌力量；通过压腿、劈叉来提高股后肌群的柔韧性。

（四）肩关节损伤

肩部运动负荷过高或动作过猛，长时间用手臂扣球，过度牵拉肩部肌肉及意外受伤造成的损伤并常常伴有肱二头肌长头肌腱损伤。主要由于在肩关节做伸展、转肩以及超正常范围的剧烈动作时，受到反复牵拉与韧带发生摩擦而引起的损伤。业余爱好者常常抓起球拍就打，一打还很拼命。其实业余选手也要讲究方法，肌肉在没有完全活动的情况下，猛然拉伸，很容易造成韧带、肌腱的损伤。

（五）踝关节损伤

在打乒乓球时，有时会跑动，踝关节骤然向一侧活动而超过其正常活动度时，引起关节周围软组织如关节囊、韧带、肌腱等的撕裂。轻者仅有部分韧带纤维撕裂，重者可使韧带完全断裂或韧带及关节囊附着处的骨质撕脱，甚至发生关节脱位。

二、常见损伤后的紧急处理方法

乒乓球运动因为不像篮球、足球那样激烈，因此很容易被人忽视而不做热身运动，反而容易造成受伤。乒乓球运动损伤的多发部位为腰部、肩部和膝部。一旦发生受伤，我们应如何处理呢?

（1）腰部。在打乒乓球时，腰背部随着球拍的挥动要完成前屈、侧弯、旋转等动作，易造成腰部肌肉损伤。主要表现为腰部酸痛、沉重，在运动中及运动后，腰背部劳累后症状通常加重。这时我们应马上停止运动，调整随后的运动量，在以后运动时佩戴支具，严重者进行损伤部位的按摩、理疗、封闭、针灸，较严重的需手术治疗。

（2）肩部。乒乓球运动是以肩关节的活动为基础的运动，在乒乓球运动中提拉、扣杀、削球等动作，上臂需反复内旋、外展，如长期大量运动或急性损伤时都可能造成肩袖损伤。主要表现为损伤后的肩痛，其次是肩部活动受限制、肌肉痉挛和肌肉萎缩。在受伤时要马上停止运动，随后调整运动量并加强上肢肌肉的训练，根据病情轻重可用固定、封闭、理疗或手术等方法处理。

（3）膝部。乒乓球运动时除了上肢运动，步法也很重要，长期大量的运动或者不恰当的运动，可能会导致膝关节劳损、疼痛。主要表现为膝关节痛，尤其是膝部受伤在做半蹲、跑跳、上下楼时会加重。与肩部受伤相似，在受伤时要马上停止运动，随后调整运动量并加强下肢肌肉的训练，可以适当佩戴支具保护、按摩、理疗。

三、乒乓球运动损伤康复期训练

长期乒乓球训练会选择性增强肩关节前部肌群（肩胛下肌和胸大肌）；同时过度牵拉、损害并最终减弱肩关节后部肌群。无论高水平职业选手还是业余选手，这种肌肉力量不平衡和柔韧性不足的发展均使其肩关节容易受伤。肌肉不平衡主要包括肩胛骨稳定而肌肉群薄弱不稳、肩袖前后旋转肌肉群不平衡。康复训练主要通过增强肩关节薄弱肌群的力量，增大关节活动度，改善关节形态，促进组织损伤愈合。乒乓球运动员出现损伤后，加速恢复的措施是减少运动，避免二次损伤。

康复训练具体内容：康复训练强调动作精确，以小强度、多次数为原则。练习动作有：

（1）闭锁动力链上肢稳定性练习、抱球稳定性练习，30～40 s/组，3组/日，以增强肩部肌群稳定性。

（2）满罐练习、肘伸直划船练习、俯身飞鸟、哑铃肩外旋、耸肩练习、哑铃抗阻练习，均采用小重量（3 kg）20次/组，3组/日。

（3）弹力带动力练习：外展向上拉法、前上举拉法、后上举拉法、扩胸式拉法、向前拉法、前臂内旋拉法、前臂外旋拉法等，每个动作20～30次/组，3组/日。

（4）弹力绳模仿正、反手击球动作练习，20次/组，3组/日。

四、乒乓球运动损伤的预防措施

（1）打球前一定要做好腰部的准备活动。一般需提前活动腰部2～5 min。

（2）一般局部软组织或韧带轻微损伤，要立即停止活动，24～72 h后适当做些按摩、拔罐、远红外线照射、贴膏药等；腰部软组织或韧带撕裂、小关节明显错位或者腰椎间盘突出等，需要卧床休息。

（3）为了防止损伤，训练前首先要做好准备活动，包括慢跑、关节的旋转及拉伸。其次，打球时不要单面运动，总是用同一个角度，老打正手或反手，或者是不平衡用力，容易出现肌肉劳损。此外，通常半小时为一节比较好，但在休息的时候不能歇着，而应稍微走一走，放松肌肉，消除肌肉疲劳。

（4）养成使用（护腕）护具的好习惯，不要死发力。

第八节　器械健身运动常见损伤处理方法

一、器械健身运动常见运动损伤

不管你的健身目标是什么，受伤绝对不是你要追求的。但是根据阿肯色州大学的研究表明，最近几年，健身导致的伤害增加了35%。器械健身运动常见运动损伤为脚和踝关节、膝盖、腰背、肩膀及脖子等。

二、常见损伤后的紧急处理方法

器械健身运动常见的是软组织损伤。相当长一段时间以来，康复治疗师、运动防护师、运动医学研究人员和医生在处理软组织急性损伤时会采用PRICE原则。它们分别是保护、制动、冰敷、加压包扎和抬高患肢的简称。

以上做法的出发点是希望患者在受伤后的最初几天，有足够的血液和组织液聚集到伤处来为受伤组织的修复做准备。但是，身体往往会运送过多的血液和组织液到伤处，反而会影响患者的关节活动度，进而延缓患者的恢复进度。

PRICE原则的确是有效的办法，但最新的研究发现，也有一部分运动防护师和康复治疗师开始使用POLICE原则来处理急性损伤。

POLICE原则包括：

保护（protect，P）：在急性损伤后的初期，应该让受损的关节、韧带或肌肉得到很好的制动。之后，开始对其进行轻柔的活动。在活动过程中，依旧要对受损组织进行保护。比如，行走的时候使用手杖或者佩戴支具。

合适的负荷（optimum loading，O.L）：保护损伤肢体期间应该开始进行轻柔的活动。比如，在肩关节受伤后，应该在几天的休息制动后开始被动的关节活动，再过渡到主动活动，再到肩袖的肌力训练。对损伤部位循序渐进地施加这样的运动负荷可以提高损伤的恢复质量，而且它还可以避免关节肌肉的挛缩与粘连。

冰敷（ice，I）：冰敷可以控制受损组织的肿胀，而且可以一定程度地减轻组织周围的疼痛，但也不能盲目地过度冰敷。一般单次冰敷以15~20 min为宜，两次之间至少间隔2 h。当局部发炎现象得到控制且无开放性伤口但仍有肿胀时（通常是受伤后3~7天），可使用冷热交替消肿疗法：准备38~40℃的热水以及0℃带冰的冷水，5 min热水浴及1 min冰水交替5回，最后以热水结束。

加压包扎（compression，C）：在冰敷过程中，使用绑带或者新式冰敷带进行加压。

抬高患肢（elevation，E）：将受伤的肢体抬至心脏水平以上。比如，当患者躺在床上的时候，应将其受伤的下肢放在枕头上。

三、运动过量的指标和运动疲劳的处理

运动是增进健康、益寿延年的重要手段。然而，运动量并非越大越好，运动过量可使机体免疫功能受到损害，影响健康。这是因为人在剧烈运动时，体内会产生较多的肾上腺素和皮质醇等激素，当这些激素增加到一定数量时，可使免疫器官中的脾脏产生白细胞的能力大大降低，致使淋巴细胞中的A细胞、B细胞以及自然杀伤细胞（NK细胞）的活性大大降低，其中自然杀伤细胞可减少35%。一般而言，剧烈运动后的免疫力降低持续1 h左右，要经过24 h以后才能恢复到原来的水平。机体免疫力降低，当遇到病菌、病毒侵袭时便容易罹患感冒、肺炎、胃肠道感染性疾病。因此，体育锻炼要讲究适当，以锻炼后精神饱满、不感到疲劳为标准。

运动过量可能会导致神经官能症，使反应能力下降，平衡感降低，肌肉的弹性减小。不运动虽然不好，但至少人体保持了一个安定状态，但运动过量打破了人体自身的和谐，带来的危害更大。

人们对运动过量这个概念并不十分清楚，很多人误认为疲劳就是运动过量。运动本身就易使人产生疲劳，它通过产生疲劳和恢复疲劳这个过程，使人体得到锻炼，加强肌肉力量和各器官的协调，减缓身体随年龄的老化程度。

疲劳不是个坏信号，出汗、腰膝酸软、肌肉疼痛等一些急性疲劳现象，如果在下次运动时能够恢复，就不算是运动过量。相反，才被称为运动过量。

从专业角度来说，运动过量会产生两种后果，一种是竞技体育的过度训练，另一个就是普通运动的过度疲劳。这种疲劳一般是慢性的，通过每一次没有完全恢复的运动疲劳的积累，导致人体出现种种不适症状。像我们常见的膝关节劳损、腰背肌慢性劳损，就是局部过度疲劳的后果。这种情况下就

需要改变锻炼方式了。比如经常打篮球的人，减少打球次数，穿插其他运动来代替单一的运动。

当你在运动后出现反应能力下降、平衡感降低、肌肉的弹性减小，一到运动场地就头晕恶心，吃不香、睡不好，抑郁、易怒，便秘、腹泻，易患感冒等状态时，就要小心了。这很有可能是整体过度疲劳造成的。当整体出现过度疲劳时，人的中枢神经系统受到了损害，整个人体开始出现异状，比较典型的是具有上述表现的神经官能症。这时候就要停止运动去就医。

为了避免运动过量带来过度疲劳，人们在运动时要循序渐进、量力而行，比如一周运动2～3次，运动1次，休息2～3天，根据个人年龄和身体状况选择运动项目。十天半月不运动之后突然运动，也容易运动过量，造成过度疲劳。

人们应该选择多样化的运动。不要局限于某一两项自己喜欢的运动中，要拓展运动项目，培养多元化的运动乐趣。每周进行不同的运动项目，既全方位锻炼了身体，也避免了单一运动造成的劳损。

治疗原则：放松肌肉，调节神经系统功能，补充运动中大量失去的营养物质。

以下这些方法都能有效处理运动疲劳：整理活动、水浴、蒸汽浴、桑拿、物理治疗、按摩、睡眠、放松练习、音乐疗法等。

四、器械健身、器材运动损伤的预防措施

想要预防损伤，我们应该要知道损伤的原因：

（1）不做准备活动，在神经系统和身体各器官系统没有被动员起来的情况下进行训练，由于肌肉、韧带没有活动开，身体协调性差，因而很容易发生软组织拉伤和关节扭伤。另外，准备活动的量过大，会造成身体在进入正式训练前已有疲劳感，正式训练时身体机能未处于最佳状态而有所下降。统计资料表明，缺乏准备活动或准备活动不适当，是造成受伤的首要原因，因此适当的准备活动是非常重要的。

（2）身体状态不佳。睡眠或休息不好，患病带伤或伤病初愈及身体疲劳时，生理功能和运动能力下降，此时参加训练很容易因肌力较弱、反应迟钝、身体协调性差而受伤。大重量训练过频常会使肌肉等组织发生轻微创伤，若大重量训练过频，韧带、肌腱得不到充分的恢复，就会发生肌腱炎，

甚至发生肌腱和韧带破损，还会使肌肉与骨骼力量的增长不相适应，造成骨骼变形、劳损等损伤。

（3）不良气象因素的影响。气温过高，易发生中暑和疲劳；气温过低，易发生冻伤，导致肌肉僵硬，身体协调性下降；潮湿、高温易大量出汗，发生肌肉痉挛或虚脱；光线不良易使人反应迟钝。这些也能成为受伤的原因。

（4）训练前不严格检查器械和场地。训练场地太滑，杠铃转动不灵，器械年久失修或维护不良，器械安装不牢固或安放位置不当，器械的高度、大小与轻重不符合练习者需要，缺乏必要的防护器具（如护腕、护膝、宽皮带等），训练时服装与鞋袜不适宜等，都可能成为受伤的原因。

（5）对预防运动伤害的意识不足。由于对运动损伤的严重性后果认识不够，预防损伤的意识不强，运动中麻痹大意，注意力不集中，动作不正确，保护不及时，易造成运动损伤。

（6）缺乏柔韧性的认识。健身者对关节的柔韧性缺乏足够的认识，加上自身的关节柔韧性差，在完成动作时，脊椎和四肢关节都处在易伤的位置，因而易引发损伤。

为此，对损伤的预防必须在思想上高度重视，增强自我保护意识，以避免损伤的发生。

（1）健身前做好热身准备。对训练中负担较大和易受伤的部位要特别做好准备活动。准备活动结束与训练开始不要超过4min。间歇时间过长或改练其他部位时，应补做专项准备活动。如：在进行跑、跳动作较多的运动前，应有重点地活动有关肌肉和关节，特别是易受伤的腿部肌肉和膝踝关节。通过准备活动减少肌肉、韧带黏性，增强其弹性和伸展性，加大关节活动幅度，使人体能够有准备地从相对的静止状态转入紧张的运动状态，有效防止运动损伤的发生。

（2）健身前必须仔细检查体育场地、器材、设备是否安全。健身运动离不开健身器材，因此在使用健身器械的时候，要认真阅读健身器械的使用方法，检查健身器械的安全性能，查看周边的环境因素，并根据自己当前的身体状态，选择适合自己的健身器械。对容易受伤的部位应该戴上安全护具，起到保护与预防作用。

（3）提前做好防护措施。在容易受伤的部位使用肌肉效能贴，调整神经回复本来的机能，具有保护肌肉的效果。肌肉效能贴同时能使皮肤与肌膜或肌肉间产生空隙，肌肉进一步活动后，可将瘀血或停留在局部的组织液消除，改善原本的浮肿或内出血，使组织压下降并减轻疼痛及不适感，让旧伤以及先前累积的肌肉疼痛可以好转。在伤害未痊愈却得继续进行练习的情况下，可以避免旧伤更加严重而再次引起伤害。

（4）大重量训练要适可而止。初期健身者，需要听从健身教练的意见，或由健身教练协助。做动作时不要速度太快和突然启动。间隔时间较长再练时，要减轻重量、降低强度。

（5）注意身体的警号。疲乏、焦虑、长期有时断时续的肌肉酸胀疼痛等，是身体发出的警号，若置之不理，则小伤会酿成大伤。软组织损伤一般恢复较慢，若处理不当，轻则造成慢性损伤，重则留下不同程度的功能障碍。

（6）运动中注重呼吸与核心肌群的稳定。呼吸在运动中非常重要，运动中憋气等行为可能导致一些严重的后果。核心肌群稳定性也很重要。核心肌群稳定能保证运动中发力顺序的正确性，保护腰椎，避免代偿和运动损伤的发生。

（7）设置运动计划需要合理。运动方案需要由专人来设置，必须符合循序渐进的原则。特别是久坐不动人群，如果没有正确合理的运动计划作为指导，则很容易导致运动损伤的发生。

（8）运动实施需要由专人指导。当前，很多人进行器械健身没有请专人指导。其实，聘请有资质的健身教练是很有必要的。专业的健身教练可以避免代偿的发生，指导健身过程中姿势的正确性，并且可以使得目标肌群得到有效训练。

体育锻炼是一把双刃剑，运用好会让人受益匪浅，运用不当则可能造成损害，会影响其健康、学习和工作，对体育健身者造成不良的心理影响，妨碍体育健身活动的正常开展。希望健身爱好者们能提高自我保护的意识，练出好身体，秀出好身材。

第四章

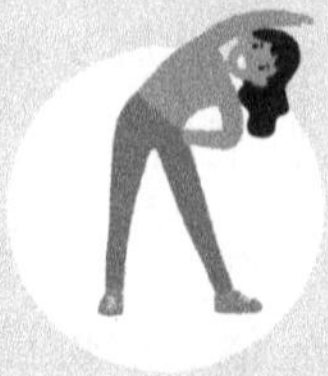

特殊人群运动处方建议

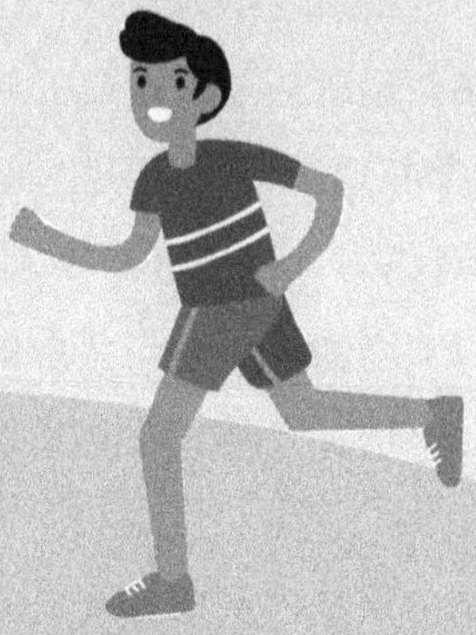

第一节 老年人的运动处方建议

一、老年人运动的益处

（1）运动可以改善老年人大脑的功能，延缓功能的衰退，起到预防老年痴呆的作用。特别是对于用脑较多的老年人，运动可以提高大脑的记忆能力，有助于休息和睡眠，同时减少大脑疲劳。

（2）提高呼吸和心血管机能，能预防和延缓老年人的呼吸和心血管疾病的发生。像跳交谊舞、慢跑、爬山之类的有氧运动是提高心肺功能的良好方式，研究证明，心肺功能强弱直接关系到寿命长短，心肺功能越高则越长寿。

（3）运动可使老年人骨关节和肌肉系统能力提高，延缓骨质疏松及老年特有的退行性骨和关节病变。俗话说“人老腿先老”，运动锻炼提高肌肉力量，改善骨关节机能，正是延缓衰老的一个表现。

（4）延缓各种慢性疾病如肥胖症、高血压、糖尿病、心脑血管病等的发生和进展。有些疾病如动脉硬化等因为衰老而发生，运动锻炼也可以延缓疾病的进展。研究表明，经常运动的老年人，发生这些慢性病的概率和程度都要低一些。

（5）增强老年人自身机体的免疫功能，提高对各种疾病的抵抗能力。

（6）运动还可以提高心理健康，调整积极的情绪，消除精神压力和孤独感。医学心理学专家指出：心理适应，最主要的就是对于人际关系的适应。运动已经成为一种促进老年人心理适应能力的良好形式。

（7）增加体内血红蛋白的数量，提高机体抵抗力，延缓衰老。

（8）增加食欲，促进胃肠的蠕动、血液循环和消化腺的分泌，使消化功能增强。

（9）运动可以增强大脑皮层的工作效率和心脏功能，防止动脉硬化，降低心脑血管疾病的发病率。

（10）增强内分泌腺功能，如增强肾上皮质功能，有利于体内蛋白、脂肪、糖、无机盐和水等各种物质的代谢。

（11）使呼吸肌强壮有力、呼吸动作幅度扩展、呼吸差增大、肺活量增加和呼吸深度加深，从而提高呼吸器官的功能，促进全身新陈代谢。

（12）改善肾脏血液供应，提高肾脏排除代谢废物的能力，如在运动时排出尿素、肌酐、乳酸、酮体等增多，从而保持机体内环境的恒定。

（13）维持或提高肌肉和骨骼的力量，增强骨密度，预防骨质疏松；提高肌肉的耐力、速度、灵活性和准确性，防止肌肉老化；加强关节韧性，提高关节的弹性和灵活性，防止骨质增生和韧带退化。

二、老年人运动禁忌

运动也有强度之分，强度大的，达到的效果自然好；强度小的，见效也没有那么快。从健康方面着想，老人运动不宜太过剧烈，以免引发疾病。

（1）老人运动前一定要给身体做个全面的检查。近年来，也有不少老人因运动过度而引发疾病。所以老人如果有心脑血管疾病，应该咨询医生哪些运动是不能做的，平时运动时就应避免此类运动。

（2）运动是一项耗体力的事，所以老人一定要保证充足的睡眠，才能把动作做到最好，达到好的效果。

（3）运动时间一定要注意，很多老人喜欢晨起做运动，其实最好的运动时间是早上8点到9点，而且不宜空腹，最好早晨起来，吃过早餐后歇一会再去。如果有太阳，最好等太阳升起再锻炼。因为经过一夜的时间，污染物在空气中的堆积比较多，呼吸了这些污浊的空气对人体会产生有害的影响。太阳出来之后，这些污染物在空气中进行了一定的稀释分解，空气质量就会相对好一些，在这样的情况下进行晨练活动，就比较适合人体的新陈代谢。

（4）避免过于剧烈的运动。老年人的肌肉在慢慢萎缩，肌肉的力量也有所减退，神经系统反应较慢，所以最好选择一些缓慢、放松的运动，能使全身得到运动，如太极拳、慢跑等。

（5）活动量过大或增加过快往往是老年人发生意外损伤的原因之一。因此老人锻炼时要循序渐进，对一定的运动负荷适应后再慢慢增加活动量，切忌操之过急而使活动量过大。

（6）老年人要谨记运动过度的症状，如运动过程中发生腰痛、胸痛、头晕等症状，应立即停止运动。

（7）忌憋气运动。人屏气时胸腔内压力骤然升高，使血液回心不畅，心血输出量减少，因而脑的血液供应也减少，故易发生头晕、目眩，严重者可发生昏厥。屏气完毕时，血液骤然大量回心，会使心血输出量骤增，血压上升，脑的血供也猛然增加，易发生脑血管意外。

老人适当做些运动有益身心健康，但是如果运动时不管自己的身体舒服与否，不但不能强身，更可能引发疾病。

三、老年人运动处方的基本原则

（1）众人共动：要提倡数人一起锻炼，以便相互关照，共同达到健身的目的。

（2）持之以恒：只有长期不懈地经常锻炼，才能收到良好的效果。

（3）循序渐进：锻炼应从小运动量开始，量力而行，逐渐加大运动量，以避免突然运动量过大而伤身。

（4）适时而动：特殊天气，饮食之后，或肌肉关节出现疼痛时，不宜做运动。

（5）量心而动：要根据自身心率变化情况，及时调整运动量，不能不顾心率变化贸然行事而损害健康。

（6）择项慢动：选择适合自身体质的锻炼项目。一般以缓慢运动为宜，如慢跑、散步、太极拳等。

（7）多样运动：锻炼项目适当多样化，避免单调、局限的锻炼，那样易产生厌倦感。

（8）病发止动：在运动过程中出现身体不适，应立即终止运动，可稍作休息或服用随身携带的药物。

四、实施运动处方前的运动测试

（一）运动测试

大多数老年人（指大于或等于65岁或50～64岁的存在明显疾病或影响运动、体适能等生理限制的人）在中等强度体力活动之前没必要进行运动测试，老年人运动具有各种中度风险，应当在开始大强度运动前做全面的医学检查及运动测试。老年人运动测试可能在测试方案、方法和负荷量上有所不同。

（二）高龄人群运动测试

高龄人群（年龄≥75岁）和行动不便的人大多数都有一种或者多种慢性疾病。随着年龄的增长，身体受限制也越来越多。前面所提到的方法并不适用于这部分人群，这是因为：①运动测试可能会成为促进体力活动的障碍。②一般在较高强度运动之前提倡进行运动测试，但是，这些高龄人群很少有人能够或喜欢参加较高强度运动，尤其是在运动项目的开始阶段。③很难区别老年人的中等和较高强度运动。例如，中等强度的步行频率对于老年人、身体不适的成年人或有多种慢性疾病的人来说，可能就接近运动能力的上限。④至于老年人在运动中或运动测试的过程中造成死亡率以及心血管疾病事件危险的增加，这一方面证据还不足。以下的建议是针对高龄老年人群的：

（1）运动测试时，个人的既往病史及身体检查结果可以用来判定主要的运动禁忌征。

（2）心血管疾病症状或疾病者，应该在没有太大风险的情况下，参加低强度（≤3MET）的运动。

五、老年人运动处方推荐

一个运动处方应该包括心肺功能、抗阻训练和柔韧性。如果一个人常常容易摔倒或行走不便，还应当做些特殊运动，以提高健康体适能要素之外的能力，如平衡能力、灵活性和本体感觉能力。而且，年龄不应该成为促进体力活动的障碍，因为无论任何年龄，体适能都会获得明显改善。

相对于年轻人，老年人运动处方最大的不同就是制定相对运动强度。对于健康成年人，中等至较大体力活动用MET（metabolic equivalent，代谢当量）表示。1MET=3.5mL（耗氧量）/（kg·min），人在静坐时能量消耗约为1MET，中等强度MET值为3～6，较大强度运动MET>6。而对于老年人，活动要相对于个人的体适能水平，用一个10分量表根据主观感觉费力情况进行评分，0分相当于坐姿用力程度，10分则相当于竭尽全力，中等强度运动分值为5分或6分，较大强度运动为7分或8分。中等强度运动会引起心率和呼吸频率显著性增加，然而较大强度运动引起呼吸或心率的大幅度增加。

（一）有氧运动

为了促进和维持健康，可以根据自身的能力和状况安排活动：

1. 频率

每周至少5天中等强度运动，或每周3天较大强度运动，或每周3～5天中等强度运动与较大强度运动相结合。

2. 强度

依据0~10分疲劳量表，5~6分为中等强度运动；7~8分为较大强度运动。

3. 时间

中等强度，每天累计30～60 min（60 min效果更好），且保证每次至少10 min，每周共150～300 min的运动或每天至少10~30 min，每周共75～100 min较大强度运动，或者是相当运动量的大中强度结合运动。

4. 类型

任何类型的运动都不能对骨骼施加过大的压力；步行是最常见的运动方式。水上项目或固定功率自行车运动较那些限制耐量能力、需要承受自身体重的项目来说更具有优越性。

（二）抗阻力运动

1. 频率

每周至少2天。

2. 强度

在0~10分量表中，采用中等（5～6分）到较大强度 （7～8分）之间的强度。

3. 类型

渐进式负重运动项目或承受体重的软体操（对8～10个大肌肉群进行训练，每组重复10～15次）、蹬爬楼梯练习或其他大肌肉群参与的力量训练。

（三）柔韧性训练

1. 频率

每周至少2天。

2. 强度

依据0～10分疲劳量表，达到5～6分。

3. 类型

任何保持或提高机体柔韧性的活动，能够拉伸身体各大肌群，静力性拉伸优于振动性拉伸。

（四）针对容易摔倒或行动不便人群的平衡性练习

平衡能力训练本没有被专门纳入运动处方之中。神经肌肉控制包括平衡感、灵敏度和本体感觉能力，如果坚持每周2～3天的训练，对于减少摔倒是很有效的。一般的建议包括如下：

（1）通过逐渐增加动作的难度来减少其支撑力（如双脚站立、半双单脚辅助站立、双脚单脚交替站立、单脚站立）；

（2）动力性运动能使人体重心发生变化（如前后脚交替走路或蹬自行车）；

（3）肌群压力姿势练习（如脚跟站立和足尖站立）；

（4）减少感觉输出（如闭眼站立）；

（5）太极运动。应该保证这些活动中的医务监督。

六、常见慢性病运动处方推荐

（一）关节炎

应推荐给关节炎病人包括有氧运动、抗阻运动和柔韧性练习。

1. 频率

有氧运动每周3～5天，抗阻力训练每周2～3天；柔韧性/关节活动度练习应该加强，最好每天都要进行。

2. 强度

尽管尚未确定最佳有氧运动的强度，但由于中低强度的体力活动中损伤和疼痛的风险比较大，强度的体力活动要低，通常推荐中低强度的有氧运动。40%~60%的储备摄氧量（VO_2R）或者储备心率（HRR）强度适用于大多数关节炎病人。较低强度的有氧运动，如30%~40%的储备摄氧量（VO_2R）或者储备心率（HRR）强度适用于能力低下的关节炎病人。

对于关节炎病人来说，尚未确定抗阻训练的适宜强度。低强度和较大强度的抗阻运动均可以改善风湿性关节炎和骨关节炎病人的功能，缓解疼痛和增强肌肉力量，但对于老年人，则推荐较低强度的抗阻运动。

3. 时间

每周至少150 min有氧运动的目标适用于很多关节炎病人，但是长时间连续运动对有关节炎的病人来说是困难的。因此，根据病人的疼痛程度，以每次10 min训练为起点（如果需要可以以更短的时间为起点）。

4. 方式

步行、骑车和游泳等关节负荷较小的有氧运动适用于关节炎病人。下半身关节炎的病人不宜采用诸如跑步、爬楼梯等高撞击性运动和一些骤停骤起的运动。抗阻练习应包括推荐给健康成人的全身主要肌群。同时进行主要肌群的柔韧性练习和关节活动度练习。

（二）糖尿病

应推荐给糖尿病病人包括有氧运动、抗阻运动和柔韧性练习。下面是根据 FITT推荐给糖尿病病人的有氧运动处方。

1. 频率

每周3~7天。

2. 强度

40%~60%VO_2R，相当于主观疲劳感觉（RPE）的11~13等级，要达到更好的血糖控制效果，可能需要更高的运动强度（≥60%VO_2R），因此，参与规律运动的人群可考虑把运动强度提高到此水平。

3. 持续时间

2型糖尿病病人应该参加每周累计至少 150 min 的中等或较大强度运动。有氧运动每次至少10 min并贯穿整周。观察性研究发现在所有人群中每周150 min的中等强度运动与发病率和死亡率降低相关。每周累计300 min 或更多的中等到较大强度运动会获得更多益处。

4. 方式

强调动员大肌肉群、有节奏的、持续性运动，还应该考虑个人兴趣和运动目标。

5. 进度

由于能量消耗最大化是最优先选择的目标，运动的时间（连续时间或累计时间）应逐渐增加。随着人体体适能水平的提高，需要提高体力活动强度和对抗厌倦情绪。

（三）高血压

应推荐给高血压病人包括有氧和抗阻运动。

1. 频率

一周几乎每天都应进行有氧运动，每周进行2~3天的抗阻运动。

2. 强度

中等强度的有氧运动（即：40%~60%的VO_2R或HRR，主观疲劳感觉11~13），以60%~80%的1-RM强度进行抗阻运动。

3. 时间

每天持续30～60 min的持续性或间歇性有氧运动。如果选择间歇运动，每次至少10 min，累计每天30～60 min。抗阻运动应该至少有1组，每组重复8~12次。

4. 方式

有氧运动是重点，如步行、慢跑、骑车和游泳。抗阻运动可使用器械或自由负重，作为有氧运动的补充。这些训练计划应该由8~10种涉及全身主要肌肉群的不同训练动作组成。

5. 进度

健康成年人的运动处方原则也适用于高血压病人，但应根据高血压病人的血压控制情况、抗高血压药物治疗情况、药物副作用、有无器官损害和（或）其他并发症对运动处方进行相应调整。任何运动处方中的运动进度都应是循序渐进的，尤其是高血压病人更应注意这一点。

（四）骨质疏松症

应推荐给骨质疏松症病人包括有氧运动和抗阻运动。

1. 频率

每周3～5天的承受体重的有氧运动和每周2~3天的抗阻运动。

2. 强度

尽管一些病人能耐受更大强度的运动，但一般采用中等强度（40%～60%VO_2R或HRR）的承受体重的有氧运动和中等强度（60%~80%1-RM，重复8~12次抗阻练习）的抗阻运动。

3. 时间

每天30~60 min承受体重的有氧运动和抗阻运动相结合的运动。

4. 方式

承受体重的有氧运动（如：打网球、爬楼梯、步行和间歇性慢跑）和抗阻运动。

第二节　肥胖人群运动处方建议

一、肥胖的评价指标与标准

1. BMI

世界卫生组织（WHO）公布的BMI计算公式为：

BMI＝体重（kg）/身高^2（m^2）

标准：

BMI在18.5～24.9之间为正常；

BMI≥25为超重；

BMI在25～29.9 之间为1级肥胖；

BMI在30～34.9之间为2级肥胖；

BMI在35～39.9之间为 3级肥胖；

BMI＞40为4级肥胖。

2. 腰围（WC）

肥胖标准：男性＞94cm；女性＞80cm。

3. 腰臀比（WHR）

肥胖标准：男性＞0.9；女性＞0.8。

4. 体脂率

肥胖标准：体脂率在25%~30%为超重；在30%~35%为轻度肥胖；在35%~40%为中度肥胖；超过40%为重度肥胖。

二、减脂运动处方

减脂运动处方如表4-1所示。

表4-1　减脂运动处方

频率	每周5~7次
强度	40%~60%VO_2R（中低强度）

续表4-1

时间	60~90 min	
类型	1. 抗阻运动（40 ~ 60 min）	
	胸部	史密斯卧推
		坐姿夹胸
		俯卧撑
	手臂	哑铃弯举
		杠铃弯举
		颈后臂屈伸
	背部	硬拉
		坐姿下拉
		坐姿划船
	肩部	坐姿器械推举
		站姿哑铃侧平举
		哑铃俯身飞鸟
	腿部	坐姿腿屈伸
		坐姿腿弯举
		箭步蹲
		提踵
		平板支撑
	腰腹部	仰卧举腿
		腹肌轮练习
类型	2. 有氧运动 运动方式：跑步机慢跑和快走交替30 ~ 40 min或椭圆机、功率自行车40 min、游泳1.5 ~ 3 km、战斗绳训练、HIIT等。	
重复次数	15~20次	
组数	3组	
模式	组间休息时间为45~60 s	
进度	逐步增加运动强度及运动频率	
注意事项	抗阻运动以大肌肉群、复合动作训练为主，可增加基础代谢消耗，饮食做到少油、少盐、少甜。有氧运动应循序渐进，患有心脏病、高血压等的病人需要在医生指导下进行	

三、减脂饮食建议

在减脂期间要调整营养素结构：

（1）低脂肪：限制脂肪的摄入量，特别是动物脂肪的摄入量，肥胖者的摄入量应控制在总能量的20%~25%。

（2）适量的蛋白质：蛋白质与脂肪一样、是产热营养素。因此，蛋白质的摄入量应控制在总能量的15%~20%。蛋白质的选择中，动物性蛋白质可占总蛋白质的50%左右。

（3）适量碳水化合物：碳水化合物可维持血糖水平，防止酮症酸中毒，节约蛋白质，防止糖原异发生，减少肝肾损伤。碳水化合物的摄入量应控制在总能量的60%~65%。

（4）增加膳食纤维量：保证每天的膳食纤维摄入量在30 g左右。

（5）食物的选择：动物性食品以鱼、虾等深海水产品、禽类和瘦肉为好，配以新鲜蔬菜、水果、豆类、牛奶作为维生素和矿物元素的来源，减少烹调油的摄入（一天的摄入量应少于25g）。可以食用魔芋、燕麦等富含膳食纤维的食物增加饱腹感。

减脂饮食控制要点：减量和均衡饮食。

（1）量：七成饱，种类丰富，拒绝油腻。不可偏食，偏食会导致部分或全部营养缺乏，出现精神不佳、肌肉衰老等现象。

（2）建议少食多餐，不能缺餐。饿肚子是不能减肥的。

（3）以不感到饥饿为原则，如饥饿感很强，应适当增加每餐主食和蔬菜量。

（4）有条件可补充一些蛋白质、复合维生素、矿物质等。

四、肥胖的预防

1. 提高认识

充分认识肥胖对人体的危害，了解各年龄阶段易发胖的知识及预防方法。

2. 饮食

忌食高能量食物，如甜品、煎炸类食物。少食易导致肥胖类食物，如榴莲、芒果、辣椒、酒、龙眼、菠萝蜜等。少食用湿气重类食物，以免导致寒湿、痰湿、阳虚体质。现代肥胖多与内分泌激素紊乱有关，市面上的鸡等家禽类食品激素含量较高，尽量避免食用。

3. 运动

坚持运动锻炼，以增加热量的消耗，并与节制饮食相配合是防治肥胖的最好方法。可以经常参加慢跑、爬山、打拳等户外活动，既能增强体质，使体形健美，又能预防肥胖的发生。

4. 避免熬夜

以免导致内分泌失调。

5. 生活规律

养成良好的生活规律是很有必要的，每餐不要太饱，合理安排和调整好自己的睡眠时间。

五、过度减肥的不良后果

1. 头发脱落

一般身体过于清瘦或者减肥过度的人，身体内的脂肪和蛋白质都不足以供给身体所需，从而导致头发严重脱落，头发的颜色也没有原有的光泽。

2. 骨质疏松

研究发现，体瘦的女性髋骨骨折发生率比标准体重的女性高1倍以上。这是由于过瘦的人，体内雌激素水平不足，影响钙与骨结合，无法维持正常的骨密度，因此容易出现骨质疏松、发生骨折。

3. 贫血

营养摄入不均衡使得铁、叶酸、维生素B_{12}等造血物质本身就摄入不足；由于吃得少，基础代谢率也比常人要低，因此肠胃运动较慢、胃酸分泌较少，影响营养物质吸收。这些都是造成贫血的主要原因。

4. 损害脑细胞，使记忆衰退

生理学家认为，节食的结果是机体营养匮乏，这种营养匮乏使脑细胞的受损更为严重，直接结果是影响记忆力，使记忆力衰退。节食越久和减重越多的人记忆力损失越大。

6. 月经紊乱甚至闭经

过度减肥首先会导致女性月经紊乱，当比较严重的时候还会出现闭经的症状。通常中度肥胖女孩的月经初潮会比瘦女孩来得早；营养不良会使月经初潮推迟。体重低于临界体重的厌食女孩，常可招致闭经。

7. 诱发胆结石

过度减肥会使女性身体内的热量以及脂肪降到很低，这样会使患者出现胆结石的病症。原因是当因脂肪和胆固醇摄入骤减而发生饥饿时，胆囊不能向小肠输送足够的胆汁。胆汁的积滞和胆囊的过饱和状态同时存在，会促使胆结石形成。

8. 导致厌食症

心理因素是引起厌食症的重要因素。厌食症通常出现在10~30岁的女性身上。为了拥有苗条的身材，许多人采取不进食或少进食的办法来控制体重，时间长了，就容易形成心理障碍，不论自己有多瘦，而潜意识里仍然觉得自己胖，于是就不顾一切地只求再瘦下去，这就是厌食症。得了厌食症后，如果不能及时治疗很容易危及生命。

第三节　孕妇运动处方建议

一、孕妇运动的益处

（1）适当的、合理的运动能促进孕妇的消化、吸收功能，可以给胎儿提供充足的营养，到时候会有充足的体力顺利分娩，分娩后也能迅速恢复身材。

（2）孕期运动能刺激胎儿的大脑、感觉器官、平衡器官以及胎儿呼吸系统的发育。

（3）适当运动可以促进母体及胎儿的新陈代谢，既增强了孕妇的体质，又使胎儿的免疫力有所增强。

（4）运动可以减少水肿，适当的、合理的运动既能促进孕妇的消化、吸收功能，也能促进人体血液循环和新陈代谢，减缓腰腿酸痛等不良症状，可以预防和减少孕妇肢体水肿。

（5）有效缓解孕期疲劳，孕妇在怀孕期间经常会失眠、紧张，甚至是便秘。适当的运动能够帮助孕妇放松心情，缓解孕妇的疲劳感。

（6）有利于胎儿发育，孕期运动为母亲增加了血氧含量，促进母亲大脑释放出来脑啡肽等有益物质，传递给胎儿，能刺激胎儿的大脑、感觉器官、平衡器官以及胎儿的呼吸系统的发育。另外，运动可以晃动羊水，促进羊水循环，刺激胎儿全身，利于胎儿大脑发育。同时，准妈妈在运动时相当于胎儿也在运动，能够有效减少胎儿患肥胖症的概率。运动可以促进胎儿呼吸系统、感觉系统以及各个器官的发育，促进今后身体健康成长。

（7）有利于顺产，运动在增强了孕妇体质的同时，也锻炼了孕妇的肌肉组织，尤其是腹肌。通过抗阻力（力量）训练增加骨骼肌的健康，腹肌的充分锻炼能够减少因腹壁松弛而造成的难产。孕妇全身肌肉组织的锻炼也都有助于自然分娩。

（8）可以促进胃肠蠕动而改善便秘。

（9）与饮食控制配合使用，可有效进行孕期的体重管理。

（10）运动对情绪改善方面也有帮助，可以增强孕妇的自信心，降低产后抑郁的风险等。

二、孕妇运动禁忌

（1）不要在太热或太冷的环境下进行活动，孕妇体温过高或过低，会伤及胎儿发育。

（2）避免过分跳跃、弹跳或大幅度动作的运动，以免跌倒损伤胎儿。

（3）怀孕期超过4个月后避免以仰卧姿势进行训练，因为胎儿的重量会影响孕妇血液循环。

（4）运动要循序渐进，整个过程须包括运动前的热身、伸展及运动后的调息阶段。

（5）怀孕期的生理改变会导致韧带松弛，伸展时须小心，避免过分拉扯肌肉及关节。

孕妇可以选择游泳、走路、健身单车或重量训练，室内健身中心环境较户外舒适，而且多数有专业教练提供运动指导，是较理想的训练场所，也安全。

三、孕妇的运动原则

通常依据普通成年人群的运动处方向孕妇推荐。然而根据孕妇的症状、不适、妊娠中的运动能力以及妊娠过程中运动的禁忌来监测和调节运动处方是非常重要的。

（1）健康诊断。对锻炼者进行系统的身体检查（形态、机能、心理，既往病史），了解健康状况。若孕妇在妊娠前是静坐不动者或有某些医学问题，在参加一项运动项目前应获得医生的许可。

（2）进行体力测验。对锻炼者的运动能力进行测试和诊断。除非医疗需要，孕妇不应该进行最大运动负荷测试。如果获准进行最大运动负荷测试，则测试必须在医务监督下进行。次极量运动负荷测试[如<75%储备心率（HRR）可用于预测最大摄氧量]，以制定更精确的运动处方。

（3）确定主要目标。全面分析锻炼者的具体情况，找出亟待解决的主要问题，确定目标。

（4）选择练习内容和手段。根据主要目标选择相应的运动项目和锻炼手段。

（5）制定运动处方。制定出锻炼者从事体育活动的合理运动时间、运动强度和注意事项，并将其整个内容书写成处方。

（6）锻炼效果的评价及运动处方的修订调整。通过一段时间的锻炼后，对锻炼效果进行评价。根据评价结果，重新修订调整运动处方的内容。计算公式：

最大心率＝220–年龄心率储备＝最大心率–安静心率最适宜运动心率＝心率储备×75%+安静心率

四、孕妇早、中、晚期的运动处方和饮食建议

运动处方：

1. 运动目的

帮助生产，缓解孕期不适，降低风险，控制血糖及体重，改善体态。

2. 运动内容

（1）孕期早期（1~12周）不宜运动，这个时期尽量以静为宜，不要从事体育锻炼。

（2）孕期中期（13~27周）可做些有氧运动、游泳、散步、孕期健身操、盆底肌锻炼、快走。

（3）孕期晚期（28~40周）运动以慢为主，如瑜伽、分娩呼吸训练、盆底肌锻炼。

3. 运动强度

心率控制范围：40%~60%。

代谢强度：低~中。

4. 运动时间

（1）孕中期：1 ~ 1.5 h；

（2）孕晚期：不超过15 min。

5. 运动频率

3~5次/周。

6. 注意事项

（1）有静坐少动生活史或医学问题的孕妇应逐渐增加活动以达到上述推荐水平。

（2）有病态肥胖、妊娠糖尿病或高血压的孕妇开始一项运动之前应咨询医生，并由医生根据她们的医学状态、症状和功能对运动处方进行调整。

（3）孕妇应该避免可能导致身体失衡或引起母亲或胎儿损伤的接触性运动或活动，应避免的运动或活动有足球、篮球、冰球、骑马及较大强度的持拍运动。避免跳跃和震荡性运动，运动强度要适当。

（4）如果发生下列情况应终止运动：阴道出血、运动前呼吸困难、眩晕、头痛、胸痛、乏力、小腿疼痛或水肿、早产、胎动减少、羊水、漏出。如果发生小腿疼痛或水肿，应排除血栓性静脉炎。

（5）孕妇在妊娠前3个月应避免仰卧位的运动，以确保没有发生静脉回流受阻。

（6）孕妇应该在热平衡环境中运动，并保持充足的补水，以避免热应激。

（7）在妊娠过程中，每天需要增加300kcal*热能摄入，以维持代谢平衡。因此，孕妇应额外增加能量摄入以满足妊娠和运动的需求。

（8）孕妇可以参加涉及主要肌群的力量练习，应采用多次重复的方式（如每组重复12 ~ 15次）直至中度疲劳点。

（9）应避免等长肌肉练习、Valsalva动作（深吸气后，在屏气状态下用

* 1kcal=4.182kJ

力做呼气动作10~15 s）以及妊娠前3个月仰卧位运动。

（10）务必做好热身运动，穿着孕妇专用服装。

（11）运动前、中、后尽量补充水分。

饮食建议：

1. 孕早期

（1）膳食宜清淡适口，饮食种类宜多样化，多食新鲜蔬菜水果、大豆制品、鱼、禽、蛋以及谷类制品。

（2）少食多餐，多摄入富含碳水化合物（谷类，薯类和水果），必须保证每日摄取不低于150 g碳水化合物。避免酮症酸中毒对胎儿的神经系统产生不良影响。

2. 孕中晚期

（1）增加每日50～100 g鱼、禽、蛋、瘦肉、海产品的摄入量。

增加奶类摄入，每日至少摄入250 mL牛奶。

（2）多吃含铁的食物（动物血肝脏、瘦肉、黑木耳、红枣），并配合补充维生素C以促进铁的吸收。

（3）多晒太阳，补充维生素D。

怀孕期间禁烟，戒酒，少吃刺激性食物，少喝浓茶，咖啡也要尽量避免。

五、产后恢复的运动处方和饮食建议

运动处方

1. 运动目的

促进骨盆恢复体态，防止乳腺导管阻塞，促进乳汁分泌，改善女性产后抑郁，夫妻生活更和谐。

2. 运动内容

（1）42天～6个月内是黄金时间。可进行腹式呼吸，盆底肌肉锻炼，凯格尔运动（又称骨盆运动，于1948年被美国的阿诺·凯格尔医师所公布，目的在于借着伸展骨盆底的耻骨尾骨肌来增强肌肉张力）。

（2）6个月后。全身运动，如慢跑、快走、游泳、有氧健身操。局部运动，如产后瑜伽、普拉提运动。

3. 运动强度

运动心率控制在50%～70%；低、中强度运动。

4. 运动时间

6个月内：0.5～1 h；6个月后：1～1.5 h。

5. 运动频率

3～5次/周。

6. 注意事项

（1）运动因遵循从轻到重，循序渐进，锻炼强度不应该激烈到引起额外的疲劳。

（2）哺乳期不要做剧烈的胸部运动和跳跃运动。

（3）腹直肌分开情况下，减少做卷腹。

（4）运动后30 min以内不要哺乳。

（5）产后健身运动可以在分娩后4～6周开始。典型的低能状态可能出现在产后的早期阶段，所以产妇应逐渐增加体力活动水平直至达到妊娠前的体适能状态。

饮食建议

（1）增加鱼禽蛋、瘦肉及海产品摄入，乳母每日应增加蛋白质20 g，并保证优质蛋白质的供给。

（2）适当增饮奶类，多喝汤水，每日应摄入1200 mg的钙，同时注意补充维生素D，以利于钙的吸收和利用。应每天多喝汤水，如鱼汤、鸡汤、肉汤等，其营养丰富，富含可溶性氨基酸、维生素、矿物质等营养。

（3）摄入充足的微量营养素，应多吃鸡蛋、蘑菇、紫菜等食物，并多进行户外活动。

（4）摄入适量蔬菜水果，可增加肠蠕动，防止便秘，促进乳汁分泌。

（5）忌烟酒、浓茶、咖啡。

第四节 过瘦人群运动处方建议

一、过瘦的评价指标与标准

1. BMI

世界卫生组织（WHO）公布的BMI计算公式为：BMI=体重（kg）/身高^2（m^2）

标准：BMl＜18.5为消瘦。

二、增肌运动处方

增肌运动处方如表4-2所示。

表4-2 增肌运动处方

频率	每周2～3次
强度	初学者60%～80%RM（中等到较大强度）；逐渐增大强度。
时间	60～90 min

续表4–2

类型	抗阻练习	
	胸部	史密斯卧推
		哑铃卧推
		仰卧飞鸟
		坐姿夹胸
	手臂	哑铃弯举
		杠铃弯举
		哑铃颈后臂屈伸
		绳索下压
	背部	引体向上
		硬拉
		高位下拉
		坐姿划船
类型	肩部	坐姿哑铃推举
		哑铃侧平举
		哑铃前平举
		哑铃俯身飞鸟
	腿部	杠铃深蹲
		坐姿腿屈伸
		坐姿腿弯举
		箭步蹲
		提踵
	腰腹部	卷腹
		仰卧举腿
		腹肌轮练习
重复次数	8 ~ 12次	
组数	4组	

模式	组间休息时间为2 ~ 3 min
进度	逐步增加阻力、重复次数或频率

三、增肌饮食建议

1. 饮食多汤，适当加餐

瘦人一定要多喝汤，最好是饭前半小时到一小时，喝开胃的汤，比如：罗宋汤、酸辣汤等，刺激胃液分泌，但量一定要适量，不要影响到下餐的食欲。饭后可加高能汤，如排骨汤、鸡汤、鱼汤等，不仅味美而且易消化、易吸收。常常在早点、晚点、夜餐中加入甜食、甜羹，或酸甜口味的食物，如八宝粥、西米水果羹等，在增加食欲的同时，补充能量。

2. 牛奶水果，科学零食

瘦人要想增加体重，科学零食可以起到事半功倍的作用。在两餐之间可以选择点心、牛奶、水果、坚果等。奶类可以是酸奶、全脂鲜奶、高钙特浓奶、益生菌酸奶，水果每天2~3个，坚果可以是花生、杏仁、开心果等。

3. 适量运动，促进健康

对于消瘦的人，适量的运动是十分必要的，运动不仅有利于强身健体，运动还可以调节情绪，从而增加胃口。但是切忌不能运动过量。

最后，提醒需要增重者，增重一定不能操之过急，一个月增重不能超过2.5kg。慢速、科学增重，才能保证增重安全又有效。

第五章

运动与营养补充

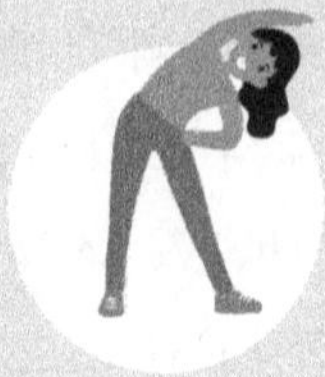

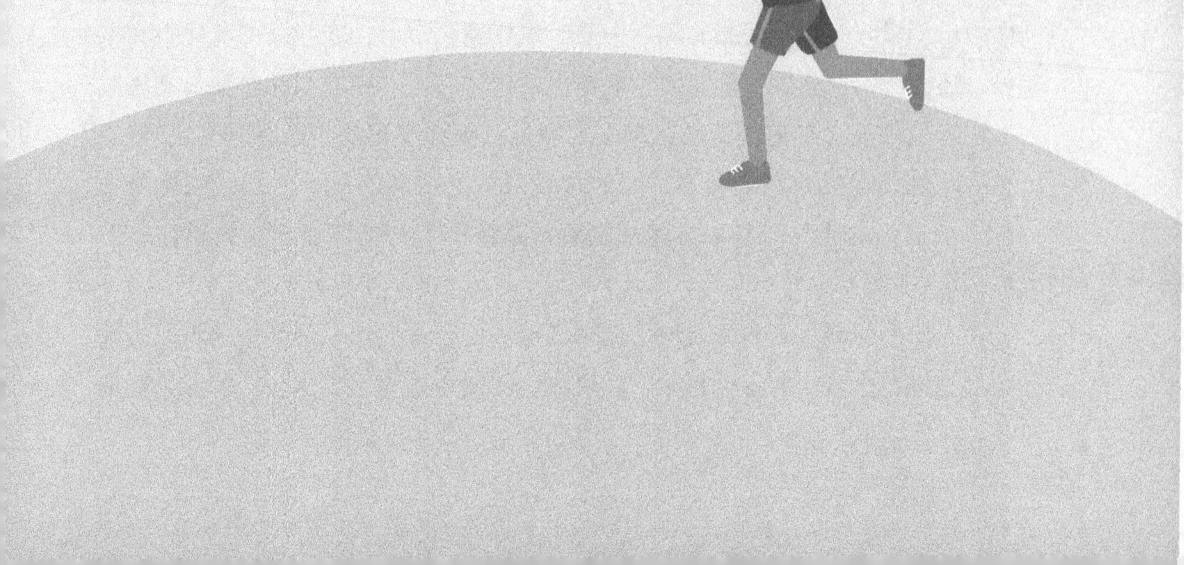

第一节 三大营养物质介绍

三大营养物质是指糖类、蛋白质、脂类，它是人和动物体的营养物质。这三类物质都可以在食物中获取，但不是储存在同一个身体器官里面。

一、糖类

糖类分为单糖、二糖和多糖，也可分为还原糖和非还原糖。糖又称碳水化合物，包括蔗糖（红糖、白糖、砂糖）、葡萄糖、果糖、半乳糖、乳糖、麦芽糖、淀粉、糊精和糖原等。在这些糖中，除了葡萄糖、果糖和半乳糖能被人体直接吸收外，其余的糖都要在体内转化为葡萄糖后，才能被吸收利用。糖的主要功能是提供热能。每克葡萄糖在人体内氧化产生16.73 kJ能量，人体所需要的70%左右的能量由糖提供。此外，糖还是构成组织和保护肝脏功能的重要物质。

糖是人体运动的第一供能营养。ATP（三磷酸腺苷）为所有运动形式的最主要直接供能物质，ATP被消耗后，须尽快得到再生补充才能维持运动能力。糖、脂肪、蛋白质三大食物成分能在体内代谢分解产生ATP，因此被称为能源物质或生物燃料，其中糖是运动人体的第一供能营养素，因为：①糖在氧供应充足或不足时都可以分解供能，即糖的有氧氧化和无氧酵解供能；而脂肪和蛋白质只有在氧供应充足的运动条件下才能分解供能。②糖在体内代谢分解后生成二氧化碳和水，很容易通过呼吸和排汗不断排出体外，对机体内环境影响较小；而脂肪和蛋白质有氧代谢供能时，产物除二氧化碳和水外，还会分别产生酮体和氨而影响体液的内稳态。③糖在运动时动员利用速率快，提供能量迅速。运动肌肉中的能量从糖释放比从脂肪释放要快3倍以上。④糖是运动时消耗最多，同时也是最好的能源物质，是细胞的优质燃料。糖氧化供能时耗氧少，相同供氧量条件下，糖的能量产生效率比脂肪高。

人体内的糖主要是指血液中的葡萄糖和储存在肌肉、肝脏中的糖原。葡萄糖是糖在血液中的运输形式，在机体糖代谢中占据主要地位；糖原是葡萄糖的多聚体，是糖在体内的储存形式。运动时血糖是各组织摄取利用的主要能量物质；肝糖原分解是补充血糖的主要途径；肌糖原则可供肌肉直接利用。

为达到最佳补充效果，运动前、中、后的补糖应控制好以下几方面的因素，即糖摄入的速率或量、糖摄入的时间、糖的种类。一般来讲，运动员可以通过运动饮料补充糖。由于既要在适当的时间补充适量的糖，又不宜一次摄入太多的液体，所以，像葡萄糖、蔗糖、麦芽糊精或其他高血糖指数的糖应该作为运动前、中、后补糖的首选糖类。运动前0~1 h摄入15~75 g糖，运动中每小时摄入30 ~ 60 g糖，对提高运动能力很有帮助。运动后最初2 h糖的补充量并不要太大，运动后0~15 min内补糖50 g，随后每2 h摄入50 g糖，可有效地促进运动后恢复期肌糖原的再合成。

二、蛋白质

人体通过摄入的植物和动物食品补充蛋白质。植物蛋白质主要由粮食提供，一般粮食中含有4%，稻米含8%~9%，面粉含10%~11%。在植物中含蛋白质最丰富的食物是黄豆，100 g黄豆含蛋白质35 g，豆制品含蛋白质也都比较丰富。在动物食品中一般瘦肉类食品蛋白质质量分数在15%~20%之间，鱼虾类及软体动物类食品中蛋白质质量分数在15%~20%之间，牛奶蛋白质质量分数是2.3%，鸡蛋是12.8%。蔬菜、水果中的蛋白质质量分数一般不高，大约在3%以下。

蛋白质的生理功能如下：

（1）构造人的身体。蛋白质是一切生命的物质基础，是肌体细胞的重要组成部分，是人体组织更新和修补的主要原料。人体的每个组织：毛发、皮肤、肌肉、骨骼、内脏、大脑、血液、神经、内分泌等都是由蛋白质组成的，所以说饮食造就人本身。蛋白质对人的生长发育非常重要。比如大脑发育的特点是一次性完成细胞增殖，人的大脑细胞的增长有两个高峰期。第一个是胎儿三个月的时候；第二个是出生后到一岁，特别是0~6个月的婴儿是大脑细胞猛烈增长的时期。到一岁时大脑细胞增殖基本完成，其数量已达成人的90%。所以0 ~ 1岁儿童对蛋白质的摄入要求很有特色，对儿童的智力发展至关重要。

（2）修补人体组织。人的身体由百兆亿个细胞组成，细胞可以说是生命的最小单位，它们处于永不停息的衰老、死亡、新生的新陈代谢过程中。例如年轻人的表皮28天更新一次，而胃黏膜两三天就会全部更新。所以一个人如果对蛋白质的摄入、吸收、利用都很好，那么皮肤就是光泽而又有弹性的。反之，人则经常处于亚健康状态。组织受损后，包括外伤，不能得到及时和高质量的修补，便会加速机体衰退。

（3）维持机体正常的新陈代谢和各类物质在体内的输送。载体蛋白对维持人体的正常生命活动是至关重要的，可以在体内运载各种物质，比如血红蛋白——输送氧（红血球更新速率250万个/s）、脂蛋白——输送脂肪、细胞膜上的受体，还有转运蛋白等。

国内根据估测氮平衡的实验结果，提出一般人每天蛋白质的需要量为每千克体重1 g蛋白质。从事体育运动的人每日蛋白质需要量可能略高一点，从事耐力型项目的运动员蛋白质需要量为1.2~1.4 g/（kg（体重）·日）；力量、速度型项目运动员的蛋白质需要量为1.6~1.7 g/（kg（体重）·日）；力量型项目运动员在大强度训练期蛋白质需要量则为2 g/（kg（体重）·日）。我们的食物中蛋白质的来源很丰富。肉（牛肉、鸡肉、猪肉）、鱼、牛奶、奶酪、豆类、豆制品、坚果品、蛋类等都是很好的蛋白质的来源，我们每日摄入的蛋白质至少应该有1/3以上来源于这些优质蛋白质。

在这里举一个食谱为例：半斤去脂牛奶或酸奶可提供8 g蛋白质，每天饮用2瓶可得到16g蛋白质；一份85 g瘦肉或鸡肉含21 g蛋白质，每天食用1份可得到21 g蛋白质；每两主食可提供3 g蛋白质，摄入主食0.4 kg，在得到碳水化合物的同时，可以得到24 g蛋白质；每份蔬菜可提供2 g蛋白质，所以从蔬菜可以另外得到10~12 g蛋白质。

从以上食谱中，总共可以得到70 g左右的蛋白质，这个蛋白质的摄入对于一名体重为70 kg的人来说，足以满足他1 g/（kg（体重）·日）的蛋白质的需要量。

由以上举例可见，对于一般人群，只要有一个合理的平衡膳食，并不需要刻意地另外补充蛋白质。对于运动员和参加体育活动的人来说，也不能无限制地乱补蛋白质，应该在营养师的指导下，根据运动量来确定蛋白质的摄取。

三、脂类

人类的膳食脂肪来源主要是动物性脂肪和植物性脂肪。动物性脂肪富含饱和脂肪酸（40%~60%），但不饱和脂肪酸质量分数为30%~50%。植物性脂肪富含不饱和脂肪酸（80%~90%），饱和脂肪酸的质量分数仅为10%~20%。深海鱼则是EPA和DHA的良好来源。含磷脂较多的食物为蛋黄、肝脏、大豆、花生、麦胚。富含胆固醇的食物是动物内脏、蛋类。

脂肪对人体的作用主要有以下三个方面：

（1）供给人体热量的作用：脂肪在人体内氧化后变成二氧化碳和水，放出热量。由脂肪所产生的热量约为等量的蛋白质或碳水化合物的2.2倍。由此可见，脂肪是身体内热量的重要来源，起到构成身体组织和生物活性物质的作用。脂肪是构成身体细胞的重要成分之一，尤其是脑神经、肝脏、肾脏等重要器官中含有很多脂肪。脂肪在体内还构成身体组织和生物活性物质的作用。脂肪是构成身体细胞的重要成分之一，尤其是脑神经、肝脏、肾脏等重要器官中含有很多脂肪。脂肪在体内还构成身体组织和生物活性物质，如细胞膜的主要成分，形成磷脂、糖脂等。

（2）调节生理机能的作用：因为脂肪不是良好的导热体，所以皮下的脂肪组织构成是保护身体的隔离层，能防止体温散发出过多热量。因此脂肪有保持体温的作用。脂肪还可以为身体储存“燃料”作为备用，吃进脂肪以后，一时消耗不完的部分可以存在体内，等身体需要热量时再利用。

（3）保护内脏器官的作用：脂肪有滋润皮肤、防震、溶解营养素的作用。有些不溶于水而只溶于脂类的维生素，只有在脂肪存在时才能被人体利用吸收。

第二节　不同运动目的的营养方案

一、减脂营养方案

按照世界卫生组织定义的健康减肥，科学减脂需要具备三大条件：低热量、低升糖、全营养。

单纯性肥胖产生的原因是摄入热量超过消耗的热量，多余热量以脂肪的形式储存在了体内。因此，减脂期间需要控制饮食热量，另外要注意少食高升糖类食物，增加食物搭配。大家不用担心很难做到，了解食物热量和特性就明白减脂期间该怎么吃了。

（一）产能营养素

人体必需7大营养素，包括碳水化合物、脂肪、蛋白质、矿物质、维生素、膳食纤维、水。其中碳水化合物、脂肪、蛋白质被称为三大产能营养素：每克产热分别是4 千卡①、9千卡、4千卡。

其中脂肪产热最高，脂肪的主要食物来源有：肉类（尤其是肥肉）、油料作物（大豆、花生、油菜籽、葵花子、核桃仁等）。另外，有肥胖朋友常说“我喝凉水都长肉”。事实上，水是没有热量的。减脂期间，每天饮水以2000~3000 mL为宜，温水、凉开水、鲜榨果蔬汁都可以。

（二）纯热能食物

动植物油、食用糖和酒类都属于纯热能食物，主要提供能量、维生素E和必需脂肪酸。其中，食用油每克产热8.9大卡②，酒精每克产热7大卡（见表5-1），减脂期间应少食。不少肥胖的朋友喜欢饮酒，酒的热量与酒精度有关，酒精度数越高，热量就越高。另外，许多酒添加了糖类，也会增加热量。

表5-1 常见酒精饮料的热量

名称	酒精度（100g）	热量（100g）
啤酒	3.4 g	38大卡
葡萄酒	8.9 g	67大卡
38° 白酒	31.6 g	222大卡
52° 白酒	44.4 g	311大卡
56° 白酒	48.2 g	338大卡

（三）高升糖类食物

高升糖类食物提供人体必需营养素，但是由于引起血糖波动较大，增加胰岛素分泌，促进脂肪合成，因此减脂期间宜少食。以下为常见的高升糖类食物，平时注意少食即可。

糖类：白砂糖、绵白糖、冰糖、方块塘、麦芽糖、蜂蜜。

---

① 1 千卡 =4.182kJ。
② 1 大卡 =1000 卡 =1000cal。

主食类：大米饭、糯米饭、白面馒头、油条、烙饼、土豆泥/蒸土豆、白面包。

蔬菜瓜果类：西瓜、菠萝、胡萝卜。

零食类：华夫饼、薄脆饼干。

（四）低升糖类食物

低升糖类食物引起的血糖波动较小，不会引起太多胰岛素分泌，可以适量吃。以下食物属于低升糖类食物，热量也比较低，减脂期间可优先选择作为正餐或零食。

主食类：黑米粥。

豆类：黄豆、绿豆、扁豆、四季豆。

水果类：苹果、梨子、桃子、樱桃、葡萄、柚子。

乳制品类：牛奶、酸奶。

（五）低热量食物

大部分蔬菜瓜果、豆类及制品的热量都比较低，减脂期间如果感到饥饿，可优先选择此类食物。

蔬菜：芹菜、白菜、生菜、西兰花、橄榄菜、菠菜、芥蓝、茄子、西红柿、黄瓜、辣椒、莲藕、冬瓜、丝瓜、苦瓜、蘑菇、白萝卜等。

水果：苹果、梨子、桃子、樱桃、葡萄、柚子、草莓等。

豆制品：豆浆、豆腐、豆干。

减脂期间饮食总结：

（1）少食肥肉，肉类优先选择瘦肉、禽肉、鱼肉。

（2）少食精制糖、甜糕点、糖果、含糖饮料；炒菜少放油；少饮酒，最好不饮酒。

（3）少食米面类主食，少食饼干、坚果类零食。

（4）西瓜、菠萝、胡萝卜升糖较高，但热量不高，少吃即可。

（5）蔬菜瓜果的热量都比较低，除了上述几样高升糖类，其他可多吃些。

（6）豆类、奶类可以适量吃，尽量少加或不加糖。

（7）多种食物搭配，荤素混搭，多点“色彩”。

二、增肌营养方案

提到肌肉，大家就会想到蛋白质，想到高热量。“三分练七分吃”是增肌的不二法则。那么，增肌的时候到底应该怎么吃呢？为什么要吃增肌餐？

增肌其实就是在高强度的运动训练之下，破坏身体上的肌肉纤维，从而达到让肌肉长得更加粗壮有力的效果。而这个训练的过程让身体的能量消耗也很快，还需要补充大量的营养来满足日常的能量消耗以及促进肌肉的增长。所以说合理的饮食搭配对于增肌的作用是不可忽视的。

在训练的过程中，想要通过增肌餐来达到好的增肌效果，还需要了解自己每日所需总能量，根据日常所需能量，合理地搭配增肌饮食，才会更加有效果。

（一）增肌餐的设计

按照碳水化合物占50%、脂肪占20%、蛋白质占30%的比例分配你每一餐的食物。具体比例因每个人的体质差异和训练量不同略有差别。

1. 碳水化合物

我们每天摄入的碳水，大部分都是来自主食。碳水化合物通过为肌肉提供能量直接促进肌肉生长，提高新陈代谢水平。缺乏能量的肌肉会很快退出合成代谢状态，减慢生长或者干脆“罢工”。碳水化合物还可以促进胰岛素的释放。胰岛素是公认的最强合成代谢激素。增肌期间，尤其是健身后记得多吃高GI（升糖指数）的碳水食物。面包、糖水都是不错的选择，增肌的效果非常棒。

优质碳水推荐：

燕麦：热量和GI值偏低，消化吸收缓慢，饱腹感时间长。

水果：所有的水果都是不错的选择，但水果的消化吸收速度比燕麦等碳水化合物更快，通常在上午及力量训练前后摄入。

蔬菜：如果你不知道摄入什么碳水，多吃点蔬菜准没错。其含糖量比水果更低，更能补充膳食纤维。

红薯或山药：消化吸收缓慢，饱腹感强烈。

糙米：复合碳水化合物，消化吸收速度缓慢。

2. 蛋白质

蛋白质是增肌的“主力部队”。它是肌肉合成的主要元素。如果从外部摄取的蛋白质和能量不足，我们的身体就会开始消耗自身的能量和蛋白质。这意味着肌肉会被分解，辛辛苦苦锻炼的结果会被浪费。

增肌期间可多吃动物蛋白质。它的吸收率比植物蛋白要好很多。健身需要合理搭配饮食而不是把吃饭当作完成一种任务。

优质蛋白质推荐：

牛奶：容易吸收，也是最常用的。

鸡蛋：天然食品中最优秀的高蛋白食品，一个全蛋配3个蛋清即可。

去皮鸡胸肉：优质高蛋白食物，价格也比较低。

牛后腿肉、牛排等瘦牛肉：脂肪含量比鸡胸肉略高，但也是非常不错的选择。

金枪鱼罐头：价格不贵，脂肪含量低。

3. 脂肪

别一提脂肪就说不。脂肪是生物体的能量提供者，也是组成生物体的重要成分。维持人体正常生长所需而体内又不能合成的脂肪酸称为必需脂肪酸，多存在于橄榄油、玉米油和大豆油中。适量摄入既可满足肌体需要，又不会增加心血管疾病的发生概率。

优质脂肪推荐：

杏仁、核桃等坚果：优质健康脂肪来源，不过不要把它当零食吃，而是分配到正餐中。

牛油果：健康脂肪来源，且蛋白质含量也可观。

橄榄油：作为炒菜的时候用油，不过价格稍高。

4. 蔬菜和水果

健身期间也要注重营养的搭配，食用蔬菜和水果可以补充维生素和矿物质。一些蔬菜和水果也会有助于增肌，比如菠菜和香蕉。

（二）增肌饮食注意事项

1. 把握好进食时间

早餐、训练后的加餐和睡前的补充是一天中最重要的三餐，决定了你是成功增肌还是与之擦肩而过。

通过一顿丰富的早餐，我们的身体会释放出合成代谢激素来促进肌肉的生长，同时会抑制分解代谢激素的分泌。早餐可以吃一些鸡蛋、奶制品、瘦火腿片，搭配新鲜水果以及燕麦粥。

通常来说训练后半小时建议吃30 ~ 50 g高效的蛋白质，如乳清、大豆、鸡蛋、鸡肉或鱼肉来补充能量。

睡前建议补充蔬菜、蛋白质和少量碳水化合物，也可以补充酪蛋白，因为酪蛋白有缓释作用，可以在夜间补充蛋白质。

2. 少食多餐

避免暴饮暴食而导致的血糖波动、胰岛素飙升，降低储备脂肪的可能；提供机体源源不断的营养，尤其是对增肌人群，3~4 h一次的蛋白质+碳水化合物摄入，能保证身体合成更多肌肉。对于肠胃有问题的爱好者，少吃多餐可以减少包括物理压力以及消化过程对消化系统的负担，增加营养的吸收率。

（三）增肌食谱推荐

第一餐：7~8点早餐。

两个鸡蛋，一杯250 mL或一杯乳清蛋白脱脂牛奶，5 g花生酱，两片全麦面包。

增肌小提示：越早进食就意味着越早调动身体机能正常运转，以便消耗更多的热量。

第二餐：10点加餐。

一个水果（不要选择榴莲、西瓜、桂圆等高升糖水果）或是一个未全熟透的香蕉。

增肌小提示：这时补充一餐的目的是为了缓解中午前的饥饿感，以便于对午餐的控制。

第三餐：12点午餐。

青菜100 g，鱼、虾或鸡肉100 g，主食100 g（米或粗粮饭为主），橄榄油5 g。

增肌小提示：增肌期间，你最好能自己亲手做便当，这样可以更好地控制油脂的摄入。增肌期需要少量摄入油脂，训练前后两小时不要摄入油脂。肉主要选择脂肪含量低的鱼虾肉、猪瘦肉、牛腱子肉等。青菜以清水煮，放少许橄榄油和少许的盐或柠檬汁凉拌即可。

第四餐：15点加餐。

一个水果（不要选择榴莲、西瓜、桂圆等高升糖水果）或者一个西红柿。

增肌小提示：补餐为的是缓解一下中午吃得少而带来的饥饿感。提升降低的血糖指数，保持血糖波动相对平稳。

第五餐：18点锻炼前的晚餐。

三明治：两片火腿+三片青菜+两片正宗全麦面包+两片西红柿。

增肌小提示：把这几种食物制成一份火腿三明治。提前在家做好，吃完也用不了几分钟，更不会耽误工作。

第六餐：锻炼结束后1h。

100 g青菜、鱼、虾或鸡肉100 g，5 g橄榄油，50 g米饭或粗粮。

增肌小提示：做法和中午一样，只是临睡前的主食会减少，当然也可以选择适量的燕麦或者山药作为碳水化合物的补充来源。

第三节 中国膳食营养指南

中国居民平衡膳食如图5-1所示。

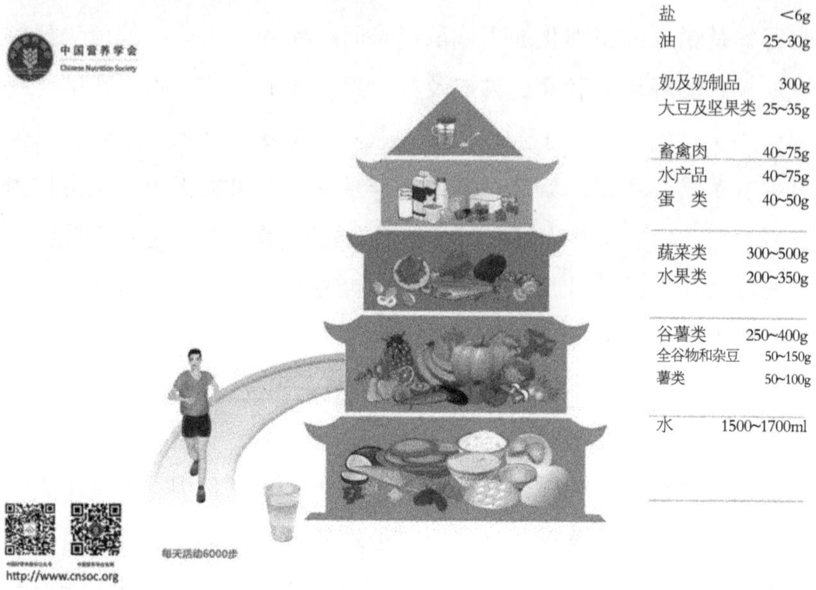

图5-1 中国居民平衡膳食宝塔（2016）

推荐一：食物多样，谷类为主

◆ 每天的膳食应包括谷薯类、蔬菜水果类、畜禽肉蛋奶类、大豆坚果类等食物。

◆ 每天摄取12种以上食物，每周25种以上。

这个模式所推荐的食物种类和比例，能最大限度地满足人体正常生长发育及各种生理活动的需要，并且可降低包括心血管疾病、高血压等多种疾病的发病风险，是保障人体营养和健康的基础。

若量化一日三餐的食物“多样”性，其建议指标为：谷类、薯类、杂豆类的食物品种数平均每天3种以上，每周5种以上；蔬菜、菌藻和水果类的食物品种数平均每天有4种以上，每周10种以上；鱼、蛋、禽肉、畜肉类的食物品种数平均每天3种以上，每周5种以上；奶、大豆、坚果类的食物品种数平均每天有2种，每周5种以上。

按照一日三餐食物品种数的分配，早餐至少摄入4～5个品种，午餐摄入5～6个食物品种；晚餐4～5个食物品种；加上零食1～2个品种。

◆ 每天摄入谷薯类食物250～400g，其中全谷物和杂豆类50～150 g，薯类50～100 g。

全谷物是指未经精细化加工或虽经碾磨、粉碎、压片等处理仍保留了完整谷粒所具备的胚乳、胚芽、麸皮及其天然营养成分的谷物。我国传统饮食习惯中作为主食的稻米、小麦、大麦、燕麦、黑麦、黑米、玉米、裸麦、高粱、青稞、黄米、小米、粟米、荞麦、薏米等，如果加工得当均可作为全谷物的良好来源。增加全谷物摄入，有利于降低2型糖尿病、心血管疾病、结直肠癌等与膳食相关的慢性病的发病风险，可减少体重增加的风险，增加全谷物和燕麦摄入具有改善血脂异常的作用。

杂豆指除了大豆之外的红豆、绿豆、黑豆、花豆。

薯类，有马铃薯（土豆）、甘薯（红薯、山芋）、芋薯（芋头、山药）和木薯，目前，我国居民常将马铃薯和芋薯作为蔬菜食用。薯类中碳水化合物质量分数25%左右，蛋白质、脂肪含量较低；马铃薯中钾的含量也非常丰富，薯类中的维生素C含量较谷类高，甘薯中的胡萝卜素含量比谷类高，甘薯中还含有丰富的纤维素、半纤维素和果胶等，可促进肠道蠕动，预防便秘。

与精制谷物相比，全谷物及杂豆类可提供更多的B族维生素、矿物质、膳食纤维等营养成分及有益健康的植物化合物，全谷物、薯类和杂豆的血糖生成指数远低于精制米面。

◆ 食物多样、谷类为主是理想膳食模式的重要特征。

近40年来，我国居民膳食模式正在悄然发生变化，居民的谷类消费量逐年下降，动物性食物和油脂摄入量逐年增多，导致能量摄入过剩；谷类过度精加工导致B族维生素、矿物质和膳食纤维丢失而引起摄入量不足，这些因素都可能增加慢性非传染性疾病的发生风险。

所谓谷类为主，就是谷类食物所提供的能量要占膳食总能量的一半以上；谷类为主，也是中国人平衡膳食模式的重要特征，是平衡膳食的基础，一日三餐都要摄入充足的谷类食物。

推荐二：吃动平衡，保持健康体重，塑造美好生活

◆ 各年龄段人群都应天天运动、保持健康体重。

体重由脂肪体重和去脂体重构成，是客观评价人体营养和健康状况的重要指标。健康体重，指维持机体各项生理功能正常进行，充分发挥身体功能的体重，其体重构成的各组分比例恰当。体重过低或过高，或体重构成的组分比例失衡（如体脂过高，去脂体重过低），都是不健康的表现。

通常采用体质指数（BMI）来判断体重是否健康，我国成人正常的BMI应在18.5～23.9之间，如果小于18.5为体重不足，如果大于等于24为超重，大于等于28为肥胖。BMI的计算是体重（kg）除以身高的平方（m^2）。

◆ 食不过量，控制总能量摄入，保持能量平衡。

吃和动是影响体重的两个主要因素。吃得过少或/和运动过量，能量摄入不足或/和能量消耗过多，导致营养不良，体重过低（低体重，消瘦），体虚乏力，增加感染性疾病风险；吃得过多或/和运动不足，能量摄入过量或/和消耗过少，会导致体重超重、肥胖，增加慢性病风险。因此吃动应平衡，保持健康体重。

◆ 每周至少进行5天中等强度身体活动，累计150 min以上。

将运动融入日常生活中，每天进行中等强度运动30 min以上，每周5～7天，如快走、游泳、乒乓球、羽毛球、篮球、跳舞等；每2～3天进行1次肌肉力量锻炼，每次8～10个动作，每个动作做3组，每组重复8～15次，如二头弯举、颈后臂屈伸、俯卧撑、深蹲等；天天进行伸展和柔韧性运动10～15 min，如颈、肩、肘、腕、髋、膝、踝各关节的屈曲和伸展活动，上、下肢肌肉的拉伸活动。将运动的时间列入每天的日程中，培养运动意识和习惯，有计划安排运动，循序渐进，逐渐增加运动量。

◆ 坚持日常身体活动，身体活动总量至少相当于每天6000步。

能量是人体维持新陈代谢、生长发育、从事体力活等生命活动的基础，不同人群所需要的能量不同。身体活动消耗的能量至少应占总能量的15%，对一般人群而言，也就是1004～1505kJ（240～360kcal）。刨除日常家务、职业活动之外，还需要再加主动身体活动40 min，即快步走6000步（5.4～6.0 km/h）的运动量。

◆ 减少久坐时间，每小时起来动一动。

推荐三：多吃蔬果、奶类、大豆

◆ 蔬菜水果是平衡膳食的重要组成部分，奶类富含钙，大豆富含优质蛋白质。

新鲜蔬菜和水果能量低，微量营养素丰富，也是植物化合物的来源。蔬菜、水果摄入可降低脑卒中和冠心病的发病风险以及心血管疾病的死亡风险，降低胃肠道癌症、糖尿病等的发病风险，循证研究科学证据等级高。

奶类和大豆类食物在改善城乡居民营养，特别是提高贫困地区居民的营养状况方面具有重要作用。在各国膳食指南中，蔬果、奶、豆类食物都被作为优先推荐摄入的食物种类。

目前，我国居民蔬菜摄入量逐渐下降，水果、大豆、奶类摄入量仍处于较低水平。

◆ 餐餐有蔬菜，保证每天摄入300～500 g蔬菜，深色蔬菜应占1/2。

◆ 天天吃水果，保证每天摄入200～350 g的新鲜水果，果汁不能代替鲜果。多种多样时令鲜果，每天一个。

蔬菜和水果富含维生素、矿物质、膳食纤维，且能量低，对于满足人体微量营养素的需要，保持人体肠道正常功能以及降低慢性病的发生风险等具有重要作用。蔬果中还含有各种植物化合物、有机酸、芳香物质和色素等成分，能够增进食欲，帮助消化，促进人体健康。

◆ 吃各种各样的奶制品，相当于每天饮用液态奶300 g。把牛奶当作膳食组成的必需品。

奶类富含钙，是优质蛋白质和B族维生素的良好来源；奶类品种繁多，液态奶、酸奶、奶酪和奶粉等都可选用。我国居民长期钙摄入不足，每天摄入300 g奶或相当量乳制品可以较好补充不足。增加奶类摄入有利于儿童少年生长发育，促进成人骨骼健康。

◆ 经常吃豆制品，适量吃坚果。

大豆富含优质蛋白质、必需脂肪酸、维生素E，并含有大豆异黄酮、植物固醇等多种植物化合物。另外，坚果富含脂类和多不饱和脂肪酸、蛋白质等营养素，是膳食的有益补充。豆腐、豆干、豆浆、豆芽、发酵豆制品等都是不错的选择；坚果有益健康但不可过量，最好一周50～70 g之间。

针对不同年龄人群，推荐摄入的食物分量见表5-2。

表5-2 不同人群的蔬果奶豆类食物建议摄入量

食物类别	单位	幼儿（岁）		儿童少年（岁）			成人（岁）	
		2～	4～	7～	11～	14～	18～	65～
蔬菜	（g/d）	200～250	250～300	300	400～450	450～500	300～500	300～450
	（份/d）	2.0～2.5	2.5～3.0	3.0	4.0～4.5	4.5～5.0	3.0～5.0	3.0～4.5
水果	（g/d）	100～150	150	150～200	200～300	300～350	200～350	200～300
	（份/d）	1.0～1.5	1.5	1.5～2.0	2.0～3.0	3～3.5	2.0～3.5	2.0～3.0
奶类	（g/d）	500	350～500	300	300	300	300	300
	（份/d）	2.5	2.0～2.5	1.5	1.5	1.5	1.5	1.5
大豆	（g/周）	35～105	105	105	105	105～175	105～175	105
	（份/周）	1.5～4.0	4.0	4.0	4.0	4.0～7.0	4.0～7.0	4.0
坚果	（g/周）	—	—	—	50~70（2～3份）			
		—	—	—				

注： 幼儿能量值为1000～1400 kcal/d；7~10岁为1400～1600 kcal/d，11~13岁为1800～2000 kcal/d， 14~17岁为2000～2400 kcal/d， 18岁成人为1600～2400 kcal/d， 65岁以上老年人1600～2000 kcal/d.

推荐四：适量吃鱼、禽、蛋、瘦肉

◆ 鱼、禽、蛋和瘦肉摄入要适量。

鱼、禽、蛋和瘦肉含有丰富的蛋白质、脂类、维生素A、B族维生素、铁、锌等营养素，是平衡膳食的重要组成部分，是人体营养需要的重要来源。根据2012年全国营养调查结果计算此类食物对人体营养需要的贡献率，满足人体营养需要20%以上的营养素有蛋白质、维生素A、维生素B_2、烟酸、磷、铁、锌、硒、铜等，其中蛋白质、铁、硒、铜等达到30%以上。

但是此类食物的脂肪含量普遍较高，有些含有较多的饱和脂肪酸和胆固醇，摄入过多可增加肥胖、心血管疾病的发生风险，因此其摄入量不宜过多，应当适量摄入。

把握好“适量摄入”的关键，是要注意控制摄入总量。建议成人每周摄入鱼和畜禽肉的总量不超过1.1 kg，鸡蛋不超过7个。应将这些食物分散到每天各餐中，避免集中食用。最好每餐可见到肉，每天可见到蛋，以便更好地发挥蛋白质互补作用。

◆ 每周吃鱼280～525 g，畜禽肉280～525 g，蛋类280～350 g，平均每天摄入总量120～200 g。

◆ 优先选择鱼和禽。

鱼类，其脂肪含量相对较低，且含有较多的不饱和脂肪酸，有些鱼类富含二十碳五烯酸（EPA）和二十二碳六烯酸（DHA），对预防血脂异常和心血管疾病等有一定作用，可首选；禽类脂肪含量也相对较低，其脂肪酸组成优于畜类脂肪，应先于畜肉选择。鱼和畜禽肉可以换着吃，但不宜相互取代，不偏食某一类动物性食物。不要求每天各类动物性食物样样齐全，但每天最好不应少于2类。

◆ 吃鸡蛋不弃蛋黄。

蛋黄，是蛋类中的维生素和矿物质的主要来源，尤其富含磷脂和胆碱，对健康十分有益，尽管胆固醇含量较高，但若不过量摄入，对人体健康不会产生影响，因此吃鸡蛋不要丢弃蛋黄。

◆ 少吃肥肉、烟熏和腌制肉制品。

肥的畜肉，其脂肪含量较多，能量密度高，摄入过多往往是肥胖、心血管疾病和某些肿瘤发生的危险因素，但瘦肉脂肪含量较低，矿物质含量丰富，利用率高，因此应当选吃瘦肉，少吃肥肉。

动物内脏如肝、肾等，含有丰富的脂溶性维生素、B族维生素、铁、硒和锌等，适量摄入可弥补日常膳食的不足，可定期摄入，建议每月可食用动物内脏食物2~3次，每次25 g左右。

烟熏和腌制肉风味独特，是人们喜爱的食品，但由于在熏制和腌制过程中，易遭受多环芳烃类和甲醛等多种有害物质的污染，过多摄入可增加某些肿瘤的发生风险，尽量少吃。

推荐五：少盐少油，控糖限酒

◆ 培养清淡饮食习惯，少吃高盐和油炸食品。成人每天食盐不超过6 g，每天烹调油25~30 g。

一般20 mL酱油中含有3 g食盐，10 g蛋黄酱含1.5 g食盐，如果菜肴需要用酱油和酱类，应按比例减少食盐用量。习惯吃过咸食物者，为满足口感的需要，可在烹制菜肴时放少许醋，提高菜肴的鲜香味，帮助自己适应少盐食物。

人类饮食离不开油，烹调油除了可以增加食物的风味，还是人体必需脂肪酸和维生素E的重要来源，并且有助于食物中脂溶性维生素的吸收利用。但是过多脂肪摄入会增加慢性疾病发生的风险。动物油的饱和脂肪酸比例较高；植物油则以不饱和脂肪酸为主。

不同植物油又各具特点，如橄榄油、茶油、菜籽油的单不饱和脂肪酸含量较高，玉米油、葵花籽油则富含亚油酸，胡麻油（亚麻籽油）中富含α-亚麻酸。因此应当经常更换烹调油的种类，食用多种植物油，减少动物油的用量。

科学用油包括“少用油”和“巧用油”，即控制烹调油的食用总量不超过30 g/d，并且搭配多种植物油，尽量少食用动物油和人造黄油或起酥油。

◆ 控制添加糖的摄入量，每天摄入不超过50 g，最好控制在约25 g以下。

添加糖是指人工加入到食品中的糖类，包括饮料中的糖，具有甜味特征，常见的有白砂糖、绵白糖、冰糖和红糖。添加糖是纯能量食物，不含其他营养成分，过多摄入会增加龋齿及超重肥胖发生的风险。因此，平衡膳食中不要求添加糖，若需要摄入建议每天摄入量不超过50 g，最好控制在25 g以下。

对于儿童青少年来说，含糖饮料是添加糖的主要来源，建议不喝或少喝含糖饮料。添加糖的另外一个主要来源是包装食品如糕点、甜点、冷饮等，减少此类食品的摄入，也可控制添加糖。此外，家庭烹饪时也会使用糖作为佐料加入菜肴中，如红烧、糖醋等，在烹饪时应注意尽量少加糖。喝茶、咖啡时也容易摄入过多的糖，需要引起注意。

◆ 每日反式脂肪酸摄入量不超过2 g。

少吃富含饱和脂肪和反式脂肪酸的食物，例如饼干、蛋糕、糕点、加工肉制品以及薯条/薯片等。

◆ 足量饮水，成年人每天7～8杯（1500～1700 mL），提倡饮用白开水和茶水；不喝或少喝含糖饮料。儿童少年、孕妇、乳母不应饮酒。成人如饮酒，男性一天饮用酒的酒精量不超过25 g，女性不超过15 g。

水是人体含量最多的组成成分（约占75%），是维持人体正常生理功能的重要营养素。水能促进和参与体内物质代谢，有利于营养物质的消化吸收；能协助物质运输，既是体内运输营养物质的载体，又是排泄代谢废物的媒介；保持组织器官的形态，调节人体体温，是组织系统的湿润剂。

人体补充水分的最好方式是饮用白开水。在温和气候条件下，成年男性每日最少饮用1700 mL（约8.5杯）水，女性最少饮用1500 mL（约7.5杯）水。

最好的饮水方式是少量多次，每次1杯（200 mL），不鼓励一次大量饮水，尤其是在进餐前，大量饮水会冲淡胃液，影响食物的消化吸收。除了早、晚各1杯水外，在三餐前后可以饮用1～2杯水，分多次喝完；也可以饮用较淡的茶水替代一部分白开水。此外，在炎热夏天，饮水量也需要相应地增加。

对于运动量大、劳动强度高或暴露于高温、干燥等特殊环境下的人，如运动员、农民、军人、矿工、建筑工人、消防队员等，全天的饮水推荐量大大超过普通人的，并需要考虑同时补充一定量的矿物质（盐分）。

酒虽然是我们饮食文化的一部分，但是从营养学的角度看，酒中没有任何营养元素。有许多科学证据证明酒精是造成肝损伤、胎儿酒精综合征、痛风、结直肠癌、乳腺癌、心血管疾病的危险因素。此外，由于酒含有较多的能量，特别是高度白酒，经常饮酒会造成能量过剩；同时，酒会影响食物营养素的吸收，造成营养素缺乏。

从健康的考虑出发，男性和女性成年人每日饮酒应该分别不超过酒精25 g

和15 g。换算成不同酒类，25 g酒精相当于啤酒750 mL，葡萄酒250 mL，38°白酒75 g，高度白酒50 g；15 g酒精相当于啤酒450 mL，葡萄酒150 mL，38°白酒50g，高度白酒30g。

推荐六：杜绝浪费，兴新食尚

◆ 珍惜食物，按需备餐，提倡分餐不浪费。

珍惜食物从每个人做起，日常生活应做到按需购买食物、适量备餐、准备小分量食物、合理利用剩饭菜。上班族午餐应实行分餐制。

◆ 选择新鲜卫生的食物和适宜的烹调方式。

选择当地、当季食物，能最大限度保障食物的新鲜度和营养。

◆ 食物制备生熟分开、熟食二次加热要热透。

据世界卫生组织（WHO）估计，全球每年发生食源性疾病数十亿人，每年有180万人死于腹泻性疾病，其中大部分病例可归因于被污染的食物或饮用水。食源性疾病的问题在发展中国家更为严重。根据分析，发生在餐饮服务单位的食源性疾病事件最多，包括饭店、食堂和乡村酒席等，占总数的55.4%。食源性疾病不仅会带来沉重的疾病负担，还可造成巨大的经济负担。

◆ 学会阅读食品标签，合理选择食品。

购买预包装食品要看食品标签。食品标签通常标注了食品的生产日期、保质期、配料、质量（品质）等级等，可以告诉消费者食物是否新鲜、产品特点、营养信息。挑选食物时要注意过敏食物及食物中的过敏原信息。

◆ 多回家吃饭，享受食物和亲情。

在家吃饭本是中国的饮食传统，但目前随着现代化工作、生活节奏的加快，在外就餐的比例大大增加。有些年轻夫妻甚至很少在家做饭或陪父母吃饭。而在外就餐更加容易摄入较多的能量、脂肪、盐等，因此，提倡常回家吃饭，传承优良文化，享受家庭亲情。

第五节 运动中的补水建议

人体大部分是由水组成的。事实上，如果从一个约80 kg重的人体内取走水分，那么他将仅剩下25 kg重了。因为人体的肌肉、大脑、血液和汗液大部分都是由水组成的。在无法得到充足的水分时，身体就不能正常运作，无法清晰地思考，还会失去耐力，心跳困难。当身体严重脱水时，汗液分泌将会停止，导致身体变热，出现疲劳、虚弱、头晕眼花以及虚脱乃至更糟的状况。

运动时需要补水，因为运动时人体消耗的卡路里是安静时的5~15倍，人体通过汗液蒸发将70% ~ 90%的热量排出体外，因此运动时体温上升就会流汗。流汗时，身体失去了水分，而这些水分必须被补充回去。虽然有时运动员无法觉察到自己在流汗，比如在游泳的时候，但是仍然有必要做好补充水分的计划。

可能有人会认为“这有什么难办的？当我们口渴时再喝水不就能够保证体内水分充足了吗？”出乎意料，答案是否定的。运动的时候，人体无法正确地判断出体内是否摄入了足够的水分以防止脱水现象的发生，事实上，当感到口渴时，人体脱水程度已经达到体重的2%左右。所以，必须在感到口渴前就开始喝水，并且在不再感觉口渴之后还要继续补充一些水分。

在失水速度低于275 mL/h脱水阈时，机体并无缺水的感觉，通过随意饮水便可补足。但在热环境下长时间激烈运动时，运动员失水速率远远超过最低阈值，很难避免脱水的发生。由表5-3可见间歇运动项目运动员的相对出汗率不仅不比耐力性运动项目运动低，而且还高于耐力性运动项目。

脱水后恢复失水的时间拖得越长，对运动能力的影响越严重。研究表明，间歇性运动项目，如篮球、足球、网球等在运动前和运动中合理补液有助于提高运动能力。合理补液可使运动过程心率减低、体温降低、血浆容量保持，这些生理状况关系到比赛的成败。

要确知身体水分是否充足，在训练前后分别测一下体重是最实用的方法。为了确保检测的精确性，尽量少穿衣服进行测量，在训练后，换下带汗的衣服再次测量体重。在训练或比赛后减少的重量不是体内脂肪的消耗而是身体水分的流失。每摄入500mL的水就相当于补充了0.5kg的体重损失。尽快补充体内失去的水分十分关键。运动员应当在下一次训练前将体重恢复到正常。

如果没有使用测量体重的方法来监控体内的脱水程度，就要密切观察那些表示身体脱水的警告信号。如嘴唇不应该是干的，尿液大多时候应当呈现柠檬黄色。不止一次地出现了深黄色的尿液就是一个警告信号，它说明体内已经没有多少水分储备了（例外情况：身体没有处在脱水状态下，补充了维生素也可能会导致尿液呈现桔黄色）。此外，食欲不振、腹痛以及肌肉抽搐也都可能是身体脱水的警告信号。身体失水程度及其引发的症状见表5-3.

表5-3　身体失水程度及其引发的症状

失水程度(占体重分量)/%	症　状
0.5	口渴
2.0	强烈口渴、感觉不舒服、没有胃口
3.0	血浓度增加、口干、排尿量降低
4.0	需要额外的动力来维持活动、没有动感、皮肤晕红、人变得急躁
5.0	不能集中注意力
6.0	调节体温的能力下降、心跳增加
8.0	头晕、运动时呼吸困难
10.0	肌肉痉挛、闭上眼睛不能维持平衡、神智不清、舌头发胀
11.0	循环系统运作不畅顺、血浓度明显增加、血量降低、肾功能失调

假如失水的情况得不到控制，运动表现便会受到不良的影响。正如表5-3所示，当失水的程度达4%时，人体便开始感到有压力；失水达8%时，就会出现头晕和呼吸困难的症状，当失水率高达10%以上时，身体机能便会受到损害，例如会影响肾脏，导致肾衰竭等。

1. 运动补液的八项注意事项

（1）运动前、中、后及全天频繁地间歇性饮用。

（2）选择你喜欢的饮料，饮料的温度要冷热适宜。

（3）选择能满足机体需要的饮料。

（4）在运动前保证一个最大的，但是不会造成胃部不适的饮料摄入量。

（5）运动中要尽早饮用运动饮料，不要等到口渴时再饮用。

（6）运动后要补足运动中的全部液体丢失，根据尿的颜色可以判断水合的程度，必须达到尿液清淡。

（7）运动后必须确认已经充分恢复水合以后再饮酒。

（8）膳食不合理的情况下，运动饮料并不能使你成功有效地训练，而健康的饮食及生活方式将使你所用的运动饮料发挥最大的效应。

2. 运动前补液指导

补液无统一的公式，运动中液体的丢失量可从运动前后体重之差了解。补液的原则是保持水平衡和少量多次，补水的同时应适当补充盐分。在训练前补充足够的液体，不仅可以确保身体在训练开始时不会脱水，并且让机体有足够的时间在训练开始前排出多余的水分。美国运动教练员协会推荐运动员在训练前10~20min补充200~300mL的水分。运动前30~120min补液300~500mL，对减少体温升高、延缓脱水发生有益。在高温天气，还应额外补液250~500mL。

3. 运动中补液指导

通常情况下的运动出汗率为0.5~1.5L/h，热环境下的运动，出汗率可以达到2L/h，甚至超过3L/h。人体经过几小时的激烈运动，体重可能会减少4 ~ 5kg，相当于身体失去了超过5L的水分。因为训练期间不停地流汗，所以身体就需要持续不断地补充水分。美国运动教练员协会推荐运动员在胃肠耐受的情况下，补水速度在300~800mL/h，尽量遵循少量多次原则，每15~20min补充150~350mL水分。

以马拉松运动来说，假如运动员要完全补充流汗所失去的水分，便需要每6~8min或每千米路程喝一杯水，可是对大部分人来说，这几乎是不可能的事，因为运动会压抑口渴的感觉。如果运动员单凭口渴的感觉来补充水分，他们的血流量便会减少8%~10%，从而影响了运动表现。所以，有计划地补充水分是必需的。

当运动强度高达75%以上的最大摄氧量时，水分停留在胃部的时间便会加长，故补充水分的方法亦要做相应的改变。这时，运动员应尽量争取机会喝水。马拉松长跑运动员更应养成中途饮水的习惯，甚至强迫自己喝水。天气较热时更应增加水分的吸取。

4. 运动后补液指导

运动后的水分摄入也是极其重要的。即便是在运动期间不断地喝水，还是会有一些人出现脱水的症状。剧烈运动后及时纠正脱水和补充能量可加速机能恢复。有效地恢复运动中丢失的体液应包括液体的总量和电解质两部分。当补液量大于出汗量时，如补液量是150%的失汗量，体液才能很快地达到平衡。补液中钠含量的高低也会影响补液的需要量。当钠浓度高时，尿量会减少，因为钠离子在体内能抓住水分，从而帮助体液的恢复，减少补液量。但是，钠浓度太高影响口感，减少液体的摄入应补液的总量可由体重恢复的情况估计，补液仍以少量多次为原则，不可暴饮。一次大量喝水，只是一时抑制口渴感觉，但会增加排尿和出汗，使体内电解质进一步丢失，增加心、肾负担，稀释胃液，延长恢复时间。运动后的体液恢复以摄取含糖-电解质饮料效果最佳。饮料的糖质量分数可为5%~10%，钠盐含30~40 mg当量，以获得快速复水。不要采用盐片补钠，盐片会刺激胃肠道，加重脱水，还可引起腹泻。

5. 通过膳食补充身体所需水分

运动时身体需要水分，但要记住，水分是有许多种类型、形态和色泽的。牛奶中含有90%的水分，果汁和大多数非酒精饮品中含有89%的水分，运动饮料中含有94%的水分，甚至连比萨饼里都含有50%的水分。所以几乎所有能进入我们嘴巴的东西都能为我们的身体提供水分。事实上，研究表明，大多数的水合作用都是在进餐中食物和饮料化合时发生的（见表5-4）。

研究还表明，当饮品美味可口、种类繁多时，我们往往会喝得更多。在运动中和运动前后最好的饮品是运动饮料，它不仅可以补充水分和糖，还可以补充随汗液一起丢失的电解质和维生素，甚至补充蛋白质。

表5-4 食物和饮品中的水分含量

续表5-4

饮料	名称	茶 咖啡	运动 饮料	牛奶， 汤	碳酸汽水、果汁	酸奶		
	质量分数	99%	92%	90%	89%	80%		
主食	名称	玉米	米饭	包子	馒头 花卷 蛋糕	烧饼	饼干	油条、油饼
	质量分数	76%	73%	66%	50%	40%	30%	25%
蔬菜	名称	冬瓜	大白菜	青菜	豆腐			
	质量分数	97%	90%	92%	90%			
水果	名称	西瓜	西红柿	梨	苹果	香蕉		
	质量名称	97%	90%	71%	68%	60%		
肉类	名称	鱼肉		猪肉，牛肉，羊肉，鸡肉				
	质量分数	67%~81%		43%~59%				